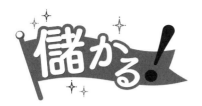

儲かる!

訪問看護 ステーション 成功マニュアル

臼居 優

はまリハ代表取締役

ビジネス社

　私が訪問看護ステーションを起業したのは2014年12月のことです。それまで病院内の理学療法士として、急性期、回復期、慢性期の患者さんへの対応、訪問看護などを経験し、多くの患者さんと接してきました。その経験を通して、いつしか私は「病院は長くいるべきところではない。どんな人も自分の住み慣れた環境で暮らし、人生の最期までその人らしく生き生きと過ごしてほしい……」と強く思うようになりました。その思いに突き動かされるように病院を退職し、起業しました。

　起業するほどまでに自分を突き動かしたのは、29歳で急性骨髄性白血病を患った体験が根底にあります。

　大学卒業後、不動産会社に就職した私は、かねてより抱いていた「介護の現場で働きたい」という思いがつのり、3年で会社を辞め、理学療法士を目指して専門学校に通い始めました。順調に4年生まで進級し、石川県輪島市の病院で病院実習をしている最中のこと。倦怠感や微熱など、長引く体調不良に悩まされるようになりました。最初のうちは「実習で疲れているのかな？」くらいに思っていたものの、なかなか改善しないので、血液検査を受けることに。すると、大学病院での精密検査を進められ、検査の結果を見た医師から「今すぐ入院する必要がある」と言われました。入院の理由や病名も告げられず、よくわからないまま横浜の実家へ帰ることになったのです。

　自宅へ帰ると、血相を変えた母から、なんと白血病であることを告げられました。そのときの衝撃は忘れられません。「あぁ、私の人生はここで終わってしまうのか……。せっかく自分の夢のために会社を辞め、あともう少しで介護の現場で働けるところだったのに……」。

そう思うと涙が止まりませんでした。

　入院してすぐに抗がん剤治療が始まりました。40度の熱が1週間以上続いたり、副作用から胸膜炎になったり、呼吸が苦しくモルヒネを打ってもらってどうにか落ち着くという、地獄のように苦しい日々が半年間も続きました。

　さらにパニック障害からうつ病も発症し、文字通り身も心もボロボロになってしまいました。体重は10kg以上減り、髪のない頭にやせ細った青い顔を鏡で見たときは、正直、もう死んでしまいたいとも思いました。

　それでも抗がん剤が功を奏し、病状は少しずつ改善。うつ病の治療は続けていましたが、なんとか退院までこぎつけました。家から外に出られない自分に悲観しましたが、両親や先輩、友人たちが粘り強く支え続けてくれました。そのおかげもあって、少しずつ外出できるようになった私は、専門学校に復学し、翌年、晴れて卒業。理学療法士として病院で働けるところまで回復したのです。

　この白血病の闘病経験は、私に大きな学びを与えてくれました。何より、身をもって患者という立場を体験できたこと、そして家族や友人が支えてくれることのありがたさや、住み慣れた場所で生活する日常の大切さなどを実感できました。こうした学びは、今の自分を支える糧となっています。

　一度きりのこの人生。せっかく助けてもらった命に感謝し、一人でも多くの方が、命の最期まで生き生きと暮らせるよう、支える仕事をしていきたい。それが、私が訪問看護ステーションを起業する際に心に抱いた願いでした。

　社会の高齢化は今後さらに加速していきます。その中で、少しでも多くの方が最期まで笑顔で過ごせるよう、その環境づくりに貢献することが自分のお役目だと考えています。そのため、これから訪問看護ステーションの起業や運営を考えておられる方に向けて、私が学んだ

知識や体験、ノウハウなどをお伝えしようと思い、この本を執筆しました。

　早いもので会社設立から7年がたちました。小さなマンションの一室で5名からスタートし、最初の3年あまりは朝から晩まで、土日もないような状態で働いていました。

　しかし、このままでは人生の最期を生き生きと過ごせる人を増やすことはできないと気づき、たくさんの人にサービスが行き渡ることを目指して、4年目から方針転換。スタッフさんに少しずつ仕事を任せ、自分が現場にいなくても同じように回せるよう、業務をシステム化することに専念しました。

　そのかいあって現在、訪問看護ステーション6店舗の他、デイサービス3店舗、居宅介護支援事業所3店舗、放課後等デイサービス1店舗、自費リハビリ1店舗にまで事業が成長しました。そこで働くスタッフも100名ほどになりました。

　もちろん、ここに至るまでにはたくさんの失敗がありましたが、一所懸命働いてくれるスタッフをはじめ、多くの方々の支援によって、今も会社は成長を続けています。

　現在進行形で進む高齢化社会の中で、介護事業は注目を浴びています。しかしながら、順調に業績を伸ばす会社もあれば、残念なことに廃業を選ぶ会社もあります。私もそうした会社をたくさん見てきました。もし、これから事業を始めようとする方が、両者の違いをあらかじめ知っていたなら、同じような失敗や残念な体験をせずにすむかもしれません。成功に向かって一直線に突き進むことも夢ではないかもしれません。この本はそれを願ってつくりました。1冊読み終わる頃には、成功の未来予想図が描けているはずです。さあ、一緒にスタートしましょう。

2021年5月　　　　　　株式会社はまリハ 代表取締役　臼居 優

はじめに —— 2

第1章　訪問看護ステーションとは、どんなところ？

訪問看護は利用者のもとに出向いて処置をする —————— 12

訪問看護ステーションは
地域医療機関としての役割を果たす —————— 14

高齢化社会が訪問看護の需要を後押ししている —————— 16

訪問看護ステーションに関する主な法律 —————— 21

訪問看護ステーションの地域差とその要因 —————— 25

正しく理解されにくい訪問看護ステーションの状況 —————— 28

第2章　訪問看護ステーションの現状と課題

統計から見る医療と看護の現状 —————— 32

高まる看護需要と不足する看護師 —————— 36

在宅医療の現状と訪問看護の必要性 —————— 40

高齢化がもたらす看護と介護の問題 ——————————— 44

在宅看護における延命治療とその問題点 ——————————— 49

後遺症がある人へのリハビリと看護 ——————————— 53

介護と看護の共通点と相違点を知っておく ——————————— 57

Column **優れた人材を確保するために**
採用に失敗した例1 ——————————— 60

第3章　訪問看護ステーションの成功モデル

医療・看護業界の収益構造はどうなっている？ ——————————— 62

訪問看護ステーションの収益構造を知ろう ——————————— 67

訪問看護ステーションの経営とビジネスモデル ——————————— 71

利益を出せる訪問看護ステーションが取り組んでいること ——— 74

事業を多角化するには順番を守ることが大事 ——————————— 76

第4章　訪問看護ステーションで起業するには？

異業種からの新規参入も十分可能な業界 —————— 80

訪問看護ステーションで起業するリスクには、
どんなものがある？ —————— 83

訪問看護ステーションで起業するメリットは？ —————— 87

開業の準備 I-1　事業所の理念を決めよう —————— 89

開業の準備 I-2　事業戦略を決める —————— 90

開業の準備 I-3　開所する地域を決める —————— 91

開業の準備 II　法人を設立する —————— 92

開業の準備 III　都道府県との事前協議 —————— 93

開業の準備 IV　必要な資金を工面する —————— 94

開業の準備 V　ステーションの立ち上げ準備 —————— 95

開業にあたっての各種の申請のポイント —————— 96

いよいよオープン！　開所当日の流れ —————— 99

第5章　訪問看護ステーションの運営マニュアル

訪問看護ステーションの1日の動きを知っておこう ──── 102

朝のミーティングで申し送りや情報を共有 ──── 103

利用者宅を訪問する準備を整える ──── 105

利用者の自宅や施設へ向かう 1日3〜5件の訪問が目安 ──── 106

お昼の休憩を挟んで午後の訪問へ ──── 110

ケアマネジャーなど他事業者との情報共有は大切 ──── 111

デジタル機器を活用して作業の効率化を図る ──── 114

認知症や精神障害者への訪問看護の注意点 ──── 117

ご家族などの介助者とうまく連携をとる ──── 125

第6章　訪問看護ステーションの人材募集・採用マニュアル

訪問看護ステーションに必要な人材とは？ ──── 130

採用すべき人材と避けたほうがよい人材 ──── 133

募集内容の書き方と事業所情報の見せ方 ──── 137

もくじ

人材募集の媒体別メリットとデメリット ————— 139

知り合いからの紹介など縁故採用はメリットが多い ———— 141

保険、福利厚生制度の充実でスタッフの満足度を上げる ——— 142

インセンティブ制の導入で収入増の余地をつくる ————— 145

会社の理念に共感できる人を採用する ————— 147

採用計画と採用戦略は未来像をもとに決める ————— 150

スタッフの評価制度は厳格かつ公平性を保つこと ————— 152

研修制度でスタッフが学ぶ場を用意する ————— 154

キャリアアップで個人と組織の力を向上 ————— 156

採用マニュアルで確実に人材を確保する ————— 158

Column 優れた人材を確保するために
採用に失敗した例2 ————— 160

第7章　訪問看護ステーションの拡大に向けて

事業を拡大するための大事な視点 ————— 162

今後さらに高まる地域での連携の重要性 ————— 165

事業を拡大していくための計画の立案、その進め方 ————— 168

資金確保から見た金融機関とのつきあい方 ———————— 171

各種業者とはチームをつくるつもりで関わる ———————— 174

事業がつまずいたときには閉所や撤退も検討する ——————— 177

第8章　訪問看護ステーションが成功する秘訣

はまリハは弱者戦略で一気に市場を獲得 ————————————— 180

長期的に利用してもらうための取り組み ————————————— 183

サービス向上のために利用者のことを考える ———————————— 185

スタッフ定着のために仕組みをつくる ——————————————— 187

信頼される会社づくりが優秀な人材を集める ———————————— 189

第1章

訪問看護ステーションとは、どんなところ？

訪問看護は利用者のもとに
出向いて処置をする

2つの保険制度に基づく訪問サービス

　訪問看護とは、文字通り「医療従事者が自宅や地域などを訪問し、看護する」ことです。病気や障害を持った人が、住み慣れた地域や家庭で暮らしながら、医療行為を含めたケアを受けられるサービスです。

　一方、訪問看護と混同されやすいのが訪問介護です。訪問看護は、看護師が医師の指示のもと、医療行為を含めたケアを行うのに対し、訪問介護は介護福祉士やホームヘルパーなどが、食事の手伝いや入浴介助、排泄の手伝いなど、医療行為以外の生活に関連したケアを行います。

　訪問看護を受けるには、サービスを受ける人が介護保険の対象となるのか、医療保険の対象になるのか、いずれかを確認する必要があります。

　介護保険は全国の市区町村が保険者となり、その地域に住んでいる40歳以上の人が被保険者（加入者）として納めている介護保険料と税金によって運営されています。

　介護保険を使って訪問看護を受ける場合、制度の基準に照らしながら、その人の状況に合わせて、要介護（1～5）、または要支援（1、2）の認定を受ける必要があります。また介護保険は、要介護・要支援の度合いによって月あたりの利用限度額が決まっています。

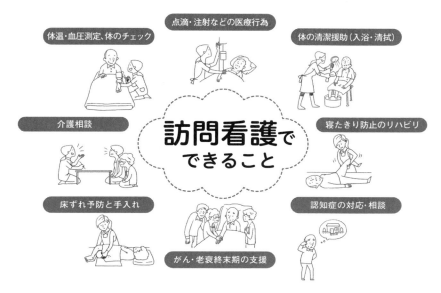

| 訪問看護で提供するサービス |

点滴・注射などの医療行為

体温・血圧測定、体のチェック

体の清潔援助（入浴・清拭）

介護相談

訪問看護で
できること

寝たきり防止のリハビリ

床ずれ予防と手入れ

認知症の対応・相談

がん・老衰終末期の支援

仕事の内容とビジネス構造

　訪問看護は、訪問看護ステーションに所属する訪問看護師が、直接利用者の住む場所に向かい、主治医の指示書に基づいた医療処置を行います。

　訪問看護を事業として見た場合、看護の現場は利用者の暮らす自宅になるため、他の介護事業と比べ、大がかりな設備や広いスペースが不要です。そのため、**初期投資が少なくても事業を始められるという利点があります**。また、既存の事業所の一角を訪問事業所として開業することもでき、新規事業として訪問看護事業を始める企業もあります。国の制度下で行う事業であり、配備すべき人員や設備、運営に対する基準が定められているため、他のサービス業と比べて、比較的安定しているのも特徴です。

訪問看護ステーションは
地域医療機関としての
役割を果たす

訪問看護ステーションとはどんな場所？

　訪問看護ステーションとは、保健師または看護師が管理者となって運営する事業所を指します。設立にあたっては、都道府県または政令市や中核市の条例で定める基準を満たした上で指定を受ける必要があります。従来は病院での勤務が主な働き方だった看護師にとって、独立・起業できる場として注目されました。

　なお、訪問看護ステーションの設立や運営にあたっては、法律や省令で細かく決められており、例えば**訪問看護に従事する人員数は、「指定訪問看護の事業の人員及び運営に関する基準」（厚生省令第80号）という省令によって「保健師、看護師、准看護師が常勤換算で2.5人以上」と定められています**（ただし、健康保険法の指定訪問看護ステーションのみ、助産師も含まれる）。また、理学療法士、作業療法士、言語聴覚士を配置し、訪問看護としてできる範囲でリハビリテーションを実施しているステーションもあります。

　2020（令和2）年4月1日現在、訪問看護ステーションは全国に11,931か所（一般社団法人全国訪問看護事業協会調べ）あり、所在地の情報は市役所や区役所などの介護保険担当部署やインターネットで公開されています。

　訪問看護も指定医療機関として認められており、利用にあたっては公的保険である介護保険や医療保険によって、自己負担額を軽くでき

ます。訪問看護によって行われる医療処置については、病院と同様、報酬額が点数（単位）によって決められています。利用者はそれらの報酬金額に対して介護保険・医療保険の自己負担分を支払います。

地域包括ケアシステムの一機関として機能

高齢化が進む中、利用者が在宅で治療や介護を受けながら日常生活を送るために、厚生労働省は「地域包括ケアシステム」の構築を進めています。これは、地域に暮らす高齢者に対して、住まい、医療、介護、予防、生活支援などを、包括的に支援し、サービスが提供できるようにする体制で、市区町村が設置している地域包括支援センターが中核的な役割を果たします。

地域包括支援センターには、地域の高齢者の情報が集まっていますから、訪問看護ステーションを運営していく上で連携が欠かせません。

| 地域包括ケアシステムの概要 |

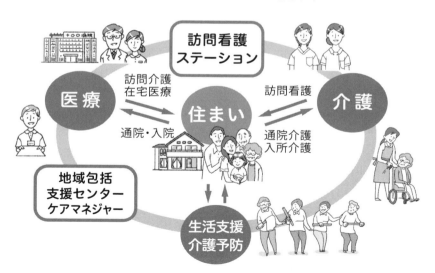

訪問看護ステーションは、地域包括ケアシステムの中で大切な役割を果たす。

高齢化社会が訪問看護の
需要を後押ししている

高まる高齢者向け市場の需要と看護師不足

　2025（令和7）年、日本では団塊の世代が後期高齢者（75歳）となり、人口のおよそ4分の1にあたる2,200万人が後期高齢者という超高齢化社会を迎えます。これによって医療や介護などの社会保障費の急増が懸念される一方、みずほコーポレート銀行の予測では、**高齢者向け市場は101.3兆円規模に拡大し、国内需要を牽引する存在になるともいわれています。**日本の自動車産業がおよそ69兆円規模といいますから、いかに巨大な市場かがわかります。

　将来性を見据え、他の産業から新規事業として訪問看護ステーションに進出する事業者も多くなっています。2020（令和2）年4月現在で11,931か所まで増えた要因の1つともいえるでしょう。

　しかし、その一方で看護師は慢性的な人員不足状態にあります。厚生労働省の発表した看護師の求人倍率は2020年3月時点で、2.32倍。同じ時期の一般転職含む平均有効求人倍率が1.39倍なので、看護師の雇用は圧倒的に売り手が優位な市場です。引く手あまたな状況を反映してか、看護師の離職率は10％程度で推移しており、看護師の定着や復帰について課題を抱えていることがわかります。

　厚生労働省が2010（平成22）年に行った調査では、看護師の離職理由で最も多かったのが出産や育児、結婚といったライフイベントによって、家庭と仕事の両立を断念しているケースでした。また、超過

勤務や夜勤、休みが取れないなどの労働環境の負担から離職を決めている人も少なくありません。

　病院でも看護師の取り合いになっている状況の中、訪問看護ステーションが看護師を確保していくのは簡単なことではありません。2012（平成24）年の厚生労働省の調査によれば、日本の看護師や准看護師、保健師、助産師など、「看護職員」と呼ばれる人たちの総数は、153万7,813人。そのうち、実に82％にあたる126万5,440人が病院や診療所で働いており、訪問看護ステーションで働くのはわずか2.1％、3万3,649人しかいないのです（厚生労働省「看護職員の現状と推移」より）。調査からは多少年数が経過しているので、今はもう少し増えていると思いますが、それでも訪問看護ステーションを勤め先に選ぶ看護師が少数派であることは変わっていません。

｜ 看護職員※の就業場所（2012年）｜

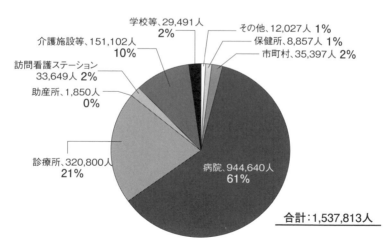

学校等、29,491人 2%
その他、12,027人 1%
保健所、8,857人 1%
市町村、35,397人 2%
介護施設等、151,102人 10%
訪問看護ステーション 33,649人 2%
助産所、1,850人 0%
診療所、320,800人 21%
病院、944,640人 61%

合計：1,537,813人

※看護職員は保健師、助産師、看護師、准看護師の総称

厚生労働省医政局看護課調べ

訪問看護ステーションが避けられる理由

　日本看護系大学協議会が行った2015（平成27）年度の調査では、看護系大学を卒業した学生1万7,429人のうち、訪問看護ステーションに就職したのはわずか12人、全体の0.1％しかいませんでした。

　訪問看護ステーションの5割以上が看護職員5名以下の小規模な事業所という現状では、即戦力を求める現場と、育成の必要な新卒看護師とのミスマッチがどうしても起きてしまいます。また、病院などの医療現場では比較的取り組みやすいOJT（On-the-Job Training＝職場内教育）も、訪問看護ステーションでは難しい課題です。同行訪問で在宅看護をしても、その分の報酬がもらえるわけではないため、小さな事業所ほど不採算になりやすいという問題があるからです。

　すでに病院で勤務している看護師に対して無記名で行った調査では、18.3％の人が訪問看護ステーションで働くことについて「就労意思あり」と答えています。反面、8割以上が「就労意思なし」と答えており、訪問看護ステーションを働く先としてとらえている看護師は少数派です。

　訪問看護ステーションが避けられる理由の主なものに、病院で行われる看護とはまったく異なる看護サービスの特性があげられます。病院ではチームで看護に取り組むための人員体制や設備、機材が整っていますが、訪問看護では現場の看護師による臨機応変な対応が求められます。また、「オンコール」と呼ばれる、携帯電話当番や緊急時の対応も求められます。これは交代制で24時間、いつでも利用者に対応できる体制を整えておくものですが、どうしても、精神的、肉体的な負担が、病院よりも多くなります。

　それ以外にも、利用者や家族を支えるためのコミュニケーションや、時間、備品のマネジメントなど、病院勤務ではあまり求められなかった要素が必要となってきます。

｜ 看護師の訪問看護ステーションへの就労意思 ｜

病院看護師の訪問看護ステーションへの就労意思の有無

就労意思なし	就労意思あり
192（81.7%）	43（18.3%）

「病院看護師の訪問看護ステーションへの就労意思に関する実態と関連要因」楢原理恵ほか（大阪医科大学看護研究雑誌　2014；4：60-67）より

病院から訪問看護ステーションへの出向・長期研修派遣によるメリット

病院看護師が在宅医療を経験し、病院看護へ活かす（抜粋）
病院と訪問看護の人事交流をすると看護師の意識が高まり、キャリアの1つとして考えるようになる。訪問看護から戻った看護師が臨床現場で高い能力を発揮していることが、周りの多くの看護師に伝わり、訪問看護のイメージや看護の面白さを多くの人に植えつけることができる。このような組織立った取り組みが必要。

「平成26年度厚生労働科学研究補助金『訪問看護事業所の新たな人材確保対策に係る研究（大都市圏における在宅医療を含めた医療提供体制に関する研究）』研究分担者 福井小紀子（研究代表者 河原和夫）」より

看護系大学の卒業生の就職先

病院・診療所	14,584（83.7%）
介護・福祉施設関係	18（0.1%）
訪問看護ステーション	12（0.1%）
保健所・市町村・検診センター	677（3.9%）
企業	54（0.3%）
学校（教諭として）	170（1.0%）
大学・短大・研究機関等	10（0.1%）
専修・各種学校	11（0.1%）
その他（行政職を含む）	82（0.5%）
進学その他	1,811（10.4%）
合計	17,429（100.0%）

「『看護系大学の教育等に関する実態調査』2015年度状況調査」（日本看護系大学協議会）より

病院から訪問看護ステーションへの出向・長期研修派遣によるメリット

これらの調査から読み取れること
1. 看護系大学の卒業生の就職先は、病院・診療所は8割を超えるのに対し、訪問看護ステーションが0.1%である。一方、病院看護師の約2割弱が訪問看護ステーションへ就労意思があると回答している。 2. 病院と訪問看護で看護職員の人事交流をすることにより、病院において能力を発揮するといったメリットがある。

「在宅医療（平成29年11月15日）」（中医協）より

医療の在宅シフトで高まるニーズ

　増大する医療費の削減と、住み慣れた家で暮らし続けたいという患者や家族の意向を実現すべく、厚生労働省は2015（平成27）年から地域医療構想を進め、全国の都道府県ごとに、病床数を削減してきました。高齢者人口には地域差があることから、限られた医療資源を効率よく配置し、良質な医療サービスが受けられることを目指しています。

　病床数の削減は、患者を病院から在宅へ移行させることにつながるので、在宅医療の最前線として、訪問看護ステーションの役割はますます重要になっています。厚生労働省の試算では、2025（令和7）年に必要となる訪問看護師は約12万とされています。しかし、2018（平成30）年末時点、訪問看護ステーションで働く看護師は5万1,740人で、試算と大きな開きがあることから、不足が懸念されています。

コロナ禍の訪問看護ステーションへの影響

　訪問看護ステーションには小規模で経営基盤の脆弱な事業所が多く、そのような中でコロナ禍が生じたことにより、感染防止の観点から、利用者の利用自粛や、訪問看護ステーション側のサービス制限が行われ、これが経営を圧迫する要因になっています。

　また、訪問看護では利用者負担以外の健康保険と介護保険の報酬は、実際のサービスを行ってから2カ月遅れて入金されるため、資金繰りの悪化から経営難に陥る事業所も出てきています。

　一方、各地の病院が感染防止のために、診察や往診などを制限していることから、訪問看護ステーションに新規の利用希望者が流れるなど、プラスの影響が出ている地域もあるようです。

訪問看護ステーションに関する主な法律

多くの法律にかかわる訪問看護ステーション

訪問看護は人の命や健康にかかわる仕事であり、病院での看護と同様、業務内容や人員、役割などが、多くの法律によって決められています。

訪問看護ステーションの前身となる、「老人訪問看護ステーション」は1991（平成3）年の老人保健法の一部改正によって、翌年スタートしました。1994（平成6）年には健康保険法などの一部改正によって、老人医療受給者に限らず、利用できる対象が拡大されたため、「老人」の名称が取れ、「訪問看護ステーション」となりました。これにより、赤ちゃんからお年寄りまでに訪問看護を提供できるようになっています。

2000（平成12）年の介護保険法施行によって、要介護者などへの訪問看護を提供する「居宅サービス事業所」として、2006（平成18）年からは、「介護予防サービス事務所」としての役割を担うことが求められるようになりました。

地域包括ケアシステム強化のための法整備

2014（平成26）年6月18日、「地域における医療及び介護の総合的な確保を推進するための関係法律の整備等に関する法律」、いわゆる

| 訪問看護ステーションの誕生と関連する法律の成立と改正 |

1983（昭和58）年	老人保健法が施行され、訪問看護に関する諸制度が発足。病院の訪問看護に初めて診療報酬が点数化される。
1992（平成4）年	老人保健法の改正により「老人訪問看護制度」が創設。老人訪問看護ステーションが設置される。
1994（平成6）年	健康保険法の改正により「訪問看護制度」が創設。「老人」の名称がなくなり、訪問看護の対象を65才未満に拡大。
1997（平成9）年	介護保険法成立。
2000（平成12）年	介護保険制度開始（4月）。
2006（平成18）年	介護保険法などの一部改正により、介護予防、施設サービス利用者負担、地域密着型サービス、地域包括支援センター、療養通所介護、介護サービス情報の公表制度が開始。
2012（平成24）年	前年に成立した「介護サービスの基盤強化のための介護保険法等の一部を改正する法律」が施行（4月）。定期巡回・随時対応型の訪問介護看護や複合型サービス（現：看護小規模多機能居宅介護）などの創設など。

| 訪問看護ステーションに関する項目と根拠となる法律 |

訪問看護ステーションを開設する場合	介護保険法第70条、第115条の2によって、介護保険上の事業者指定を受けなくてはならない。
訪問看護ステーションの指定基準 （①基本方針、②人員基準、③設備基準、④運営基準）	「指定居宅サービス等の事業の人員、設備及び運営に関する基準」（平成11年3月31日厚生省令第37号）、「指定介護予防サービス等の事業の人員、設備及び運営並びに指定介護予防サービス等に係る介護予防のための効果的な支援の方法に関する基準」（平成18年3月14日厚生労働省令35号）に従う。
訪問看護ステーションの訪問看護に従事する人員数	「指定訪問看護の事業の人員及び運営に関する基準」（平成30年厚生労働省令第80号）に従う。➡「保健師、看護師、准看護師が常勤換算で2.5人以上」

「医療介護総合確保推進法」が成立。医療と介護の幅広い項目にわたる内容のため、同年10月から2018（平成30）年にかけて、項目ごとに順次施行されてきました。

　それまで一般的だった、病気やケガで入院した場合に病院で完治してから退院する「病院完結型」から、病院の機能に沿った入院とし、退院後は利用者が暮らす地域で介護まで含めてケアを行う「地域完結型」にかじをきるという方針が明確に示されました。

　この法律は主に以下のような4つの内容を含んでいます。

●医療介護総合確保推進法の4つの内容
①地域における効率的かつ効果的な医療提供体制の確保
②地域包括ケアシステムの構築と費用負担の公平化
③新たな基金の創設と医療・介護の連携強化（地域医療介護総合確保基金を都道府県に設置。財源は消費税増税分）
④その他（看護師の特定行為の明確化と手順書による研修の創設、介護人材確保対策の検討など）

　幅広い範囲を含むことから、医療法や介護保険法など医療や介護に関係する複数の法律の改正も兼ねています。

　この改正によって、高度医療や急性期の医療が終わった後は、地域包括ケアシステムを中心に看護や介護を受けながら生活していくこととなりました。これによって、地域の看護や介護を担う訪問看護ステーションの重要性も増しています。

｜ 医療介護総合確保促進法の主な内容 ｜

制度	項目	内容
医療	病床機能報告制度	・医療法に基づき、病院等から都道府県へ病棟の機能や実態について報告を義務付け。 ・地域医療構想を定める指標とする。 ・病院および有床診療所が病床(一般病床・療養病床)を担っている「医療機能」の今後の方向を選択し、病棟単位で都道府県に報告。 ・医療機能は、①高度急性期、②急性期、③回復期、④慢性期の4つから選択。 ・今後は、各病棟の構造設備・人員配置、入院患者の状況、提供している医療の内容などを報告。
	地域医療構想	高度急性期などの病床機能報告を受け、基準病床数を「地域医療構想」として策定。
	医療計画	「地域医療構想」を第7次医療法改正に反映させる。
	基金創設	904億円の財政支援制度(基金)を都道府県へ交付。
	非営利ホールディングカンパニー型法人制度	・複数の医療法人などを再編統合させる。 ・非営利性や公共性を前提に、病床、医療機器、人材および仕入などを効率化する。
	医療事故調査	第三者による事故調査委員会を設置する。
	看護師の特定行為研修制度	看護師の特定行為の範囲と研修内容を決定する。
	精神病床削減	34万床の精神病床を計画的に7万床削減する方向へ。
介護	要支援の保険適用外	・介護保険の要支援者の給付である訪問介護と通所介護を保険給付から外す。 ・3年かけて市町村の「地域支援事業」へ移管する。
	特養軽度者の適正化	要介護1および2の被保険者は、特養に入所はできない。
	自己負担増	それまで自己負担一律1割だったものを、収入の多い被保険者については2割負担に（介護保険法の改正で3割まで）。
	介護療養病床廃止	2017年度末で廃止（2023年までに全面廃止）。

訪問看護ステーションの地域差とその要因

地域別に見る看護師数の違い

　増えつつある訪問看護ステーションですが、全国で見ると地域差があります。この差は都会と地方といった人口比の問題だけでなく、都道府県ごとの取り組みに対する温度差も影響しています。また、それ以上に大きいのは、看護師の数の違いです。人口に比べて看護師の多いところと、とそうでないところがはっきりと分かれています。厚生労働省の調査から人口10万人あたりの看護師数を見てみると、その差は一目瞭然です。最も看護師の多い高知県は人口10万人あたり1,511人なのに対し、最も少ない東京都では792.3人（2018年12月時点）と、倍近く違います。ちなみに、全国平均は963.8人です。

　次ページの表からも明らかなように、看護師の数は「西高東低」です。実はこれには、明治維新以降の医療政策が大きく影響しているといわれています。戦前までの官立の医学部数は九州が3校、近畿と関東が2校ずつ、その他の地域が1校ずつで、九州地方がトップ。医療従事者の養成学校数は今もその流れを汲んでおり、これが結果として医療従事者数にもつながっています。

　看護師の数は、人口あたりの訪問看護ステーションの数とも相関性があると考えられます。そこで、各都道府県人口10万人あたりの訪問看護ステーションの数を算出してみました（27ページ参照）。大まかにではありますが、やはり「西高東低」の傾向は見てとれるようです。

| 人口10万人に対する看護師の就業者数 |

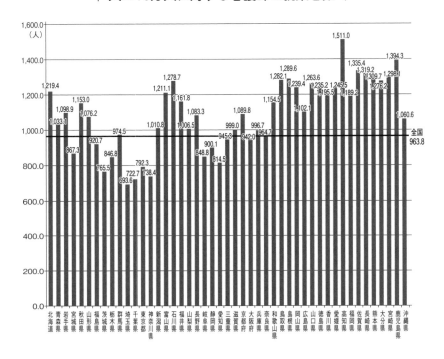

| 人口10万人あたりの各都道府県の看護師数 |

■多い都道府県

順位	都道府県名	看護師数
1 位	高知県	1,511人
2 位	鹿児島県	1,394.3人
3 位	佐賀県	1,335.4人
4 位	長崎県	1,319.2人
5 位	熊本県	1,309.7人

■少ない都道府県

順位	都道府県名	看護師数
1 位	埼玉県	693.6人
2 位	千葉県	722.7人
3 位	神奈川県	738.4人
4 位	茨城県	765.5人
5 位	東京都	792.3人

「平成 30 年衛生行政報告例（就業医療関係者）の概況（2018年12月末時点）」より

| 2020（令和2）年度 訪問看護ステーションの稼働数 |

都道府県	稼働数	10万人あたりの訪問看護ステーション数
北海道	481	7.9
青森	129	8.8
岩手	103	7.1
宮城	154	5.8
秋田	68	5.9
山形	68	5.4
福島	137	6.4
茨城	189	5.8
栃木	118	5.4
群馬	211	9.4
埼玉	483	5.8
千葉	386	5.4
東京	1,216	7.8
神奈川	753	7.2
新潟	145	5.6
富山	80	6.6
石川	116	8.9
福井	88	9.9
山梨	54	5.7
長野	174	7.2
岐阜	207	9.0
静岡	226	5.4
愛知	753	8.8
三重	127	6.2

都道府県	稼働数	10万人あたりの訪問看護ステーション数
滋賀	119	7.4
京都	315	10.6
大阪	1,331	13.2
兵庫	610	9.7
奈良	152	9.8
和歌山	142	13.1
鳥取	65	10.0
島根	84	10.5
岡山	163	7.4
広島	301	9.3
山口	148	9.2
徳島	92	10.8
香川	98	8.8
愛媛	165	10.5
高知	68	8.2
福岡	607	10.4
佐賀	90	9.6
長崎	123	7.9
熊本	245	12.0
大分	136	10.2
宮崎	127	10.1
鹿児島	170	9.1
沖縄	114	7.1
合計	11,931	8.2

一般社団法人全国訪問看護事業協会の「令和2年度 訪問看護ステーション数 調査結果」（2020（令和2）年4月1日現在）と、内閣府統計局「人口推計（2019（令和元）年10月1日現在）」から算出。

正しく理解されにくい
訪問看護ステーションの状況

実際の業務と一般認識にずれのある訪問看護

　訪問看護と聞いて、実際のサービスや内容について正しく理解している人はまだ多いとはいえません。身近な親族などで訪問看護を利用した人がいないと、なかなか具体的なイメージがつかみにくいようです。

　特に、寝たきりの人のケアや、食事や掃除などの家事援助に取り組む「訪問介護」と混同されているケースがよくあります。訪問看護は介護保険と健康保険それぞれにまたがるサービスであり、ケアを受ける対象者もまた訪問看護と訪問介護をそれぞれ利用している場合もあるため、混同されがちなのです。

　また、「在宅で安らかな終末を過ごせるようにする」ということが訪問介護普及の目的に含まれていることから、「訪問看護は、もうじき亡くなる人のお世話をすること」と誤解している人も少なからずいます。その一方、看護という言葉から連想し、「注射や点滴など、医療行為が必要とされる人しか使えない」と思っている人もいます。

　もちろん訪問看護では、入院が必要なほど重症な患者さんの家に看護師が出向き、医療行為をすることもあります。

　要支援の割合は、要支援１が4.7％、要支援２が9.5％で、計14.2％となります。利用者の平均要介護度は2.4、要介護１および２の人が約４割、要介護３以上の人が約４割であり、要介護度にかかわらず、

提供した看護の内容は、病状観察、本人・家族等の療養・介護の指導
や支援、服薬管理が上位を占めており、要介護者の居宅における療養
生活を支援するサービスとしての機能を果たしているとのデータがあ
ります。

　要支援状態の方への看護は、基礎疾患や病歴、生活スタイルを考慮
した上で、筋力や認知機能の低下を予防し、「今より悪化させない」
ためのケアです。特に軽度の認知症と診断された人には、指体操や回
想法、脳トレなど、体と頭のトレーニングも取り入れ、医師やケアマ
ネジャーなど他の職種と連携を取りながら支援を続けます。

病院の看護と訪問看護ステーションとの違い

　病院内での看護と、訪問看護ステーションによる訪問看護は、医療
処置そのものは基本的にどちらも同じです。病院で医師の指示によっ

| 病院と訪問看護ステーションの違い |

	病院	訪問看護ステーション
看護の目的	治療のため（キュア）	生活の質を高めるため（ケア）
患者との向き合い方	流れ作業で接する	身近な医療従事者として接する
患者と接する時間	じっくり向き合う 時間の確保が難しい	週3回まで、週120分程度 （医療・介護保険によって異なる）
連携する関係者	病棟内の医療従事者	職場や職種を越えた協力体制
看護助手のサポート	ある	ない
患者のもとへの移動	病院内を徒歩	電動自転車や自動車
医療器具・設備	病院内の器具や 設備は充実	なるべく患者宅にあるものを使う
保険証の確認や 支払などの書類業務	受付が行う	訪問看護師が行う場合がある
新規患者獲得の営業	しない	病院の地域連携室や居宅介護支援事務所、 訪問診療のクリニックへ営業する

て看護体制が組まれるのと同様、訪問看護でも主治医による「訪問看護指示書」によって、訪問看護の体制が組まれ、医療処置の方針が決まります。看護師は適切な医療処置と、悪化の防止や回復に向けた看護を行います。

　ただし、医療処置は変わらないものの、ケアにあたる看護師から見ると、病院と訪問看護ステーションでの勤務には、いくつか違いがあります。

どうして訪問看護ステーションは増えているのか？

　今、日本ではおよそ8割の人が病院で最期を迎えていますが、今から100年もさかのぼれば、ほとんどの人が自宅で亡くなっていました。当時の家庭は、多くが祖父母や近親者などと一緒に暮らす大家族であり、親や祖父母の看護や介護は、自宅で行われるのが普通だったのです。しかし、戦後、核家族化が進むと、人々の生活様式は一変。親や祖父母の最期は施設に任せるのが一般的になっていきました。

　高齢者の少ない時代はそれでよかったのですが、国民の平均寿命が伸びるにつれ、高齢者の医療費が増大。その一部を負担している国や自治体の財政悪化が社会問題となってきました。訪問看護や訪問介護はそれらの問題を解決すべく、誕生した制度です。

　2000年に介護保険制度が導入されると、訪問看護の需要は急増。1993年当時、277か所しかなかった訪問看護ステーションは2020年には11,931か所まで増えています。

第2章

訪問看護ステーションの現状と課題

統計から見る
医療と看護の現状

横ばいの患者数に対し、増え続ける高齢者の割合

　厚生労働省が3年ごとに行っている「患者調査」によれば、全国の患者数は入院が2008（平成20）年から減少、外来は2005（平成17）年から横ばい傾向にあります。ところが、65歳以上の患者に絞ってみると、2008（平成20）年に比べて入院は931万4,000人から960万9,000人へ、外来患者は3076万8,000人から3644万8,000人へと、いずれも増加傾向にあります。

　患者全体に占める高齢化は医療費の増加にも大きく関連しているため、国は患者数を減らす政策をとっています。

　入院患者数は新たに入院する人とすでに入院している人との足し算で決まるため、入院期間を短くし、早く退院してもらうことで、入院患者数が減ります。一方、外来患者数は病院に通う人数と通院回数のかけ算で決まるため、通院の頻度を下げてもらうことによって、通院患者数も減ります。

医療費を抑制する政策が訪問看護の追い風に

　医療費抑制が急務となった国は、決められた入院期間を超える分について、診療報酬を下げる仕組みを導入しました。例えば、急性期といわれる手術などを行う大きな病院では、入院期間が18日以内と定

年齢階級別に見た推計患者数の推移

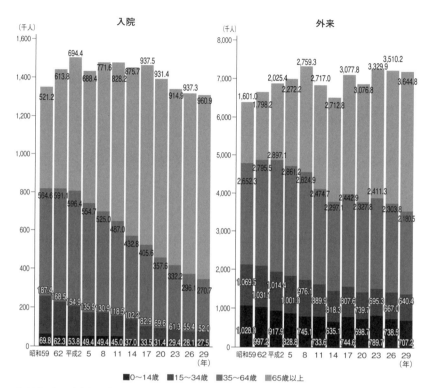

注：平成23年は、宮城県の石巻医療圏、気仙沼医療圏及び福島県を除いた数値である。

厚生労働省の「平成29（2017）年 患者調査の概況」より

入院患者数	＝	新規入院患者数	＋	既存の入院患者

▲
「入院期間」
が短いと減る

外来患者数	＝	実患者数	×	通院回数

▲
「診療間隔」
が長いと減る

められています。大きな病院で手術をした後、すぐに退院や転院が求められるのはそのためです。

　一方、外来患者に対しては、以前は一度に処方できる薬の期間が14日に制限されていましたが、この制限も解除され、1回の通院で長期間の薬が処方できるようになりました。これも外来患者の減少につながっています。

　では、国の政策によって退院を余儀なくされた患者は、退院後どうしているのでしょうか？

　厚生労働省の調査では、8割以上の人たちが家庭に戻っていることがわかります。それを裏付けるように、在宅医療を受ける患者数も2008（平成20）年以降、増加の一途をたどっています。

　今後の医療を取り巻く環境は、医療従事者が患者のもとへ向かう在宅医療を主流として進むため、訪問看護に対するニーズは今以上に高まると予想されます。

｜ 施設の種類別による退院患者の平均在院日数の推移 ｜

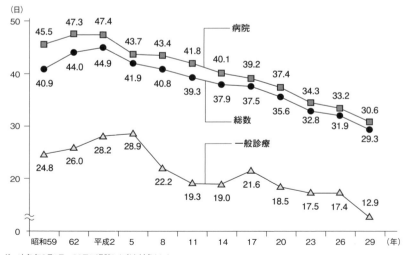

注：1）各年9月1日～30日に退院した者を対象とした。
　　2）平成23年は、宮城県の石巻医療圏、気仙沼医療圏及び福島県を除いた数値である。

厚生労働省の「平成29（2017）年患者調査の概況」より

｜ 入院前の場所・退院後の行き先に見た推計退院患者数の構成割合 ｜

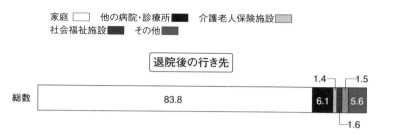

家庭 □　他の病院・診療所 ■　介護老人保険施設 □
社会福祉施設 ■　その他 ■

退院後の行き先

| 総数 | 83.8 | 6.1 | 1.6 | 5.6 |

1.4　1.5

厚生労働省の「平成29（2017）年患者調査の概況」より

｜ 在宅医療を受けた推計外来患者数の推移 ｜

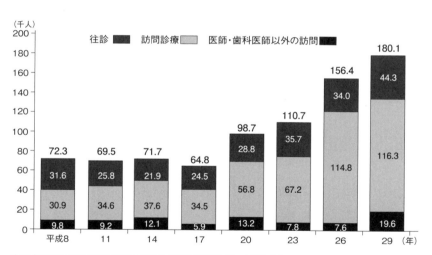

（千人）

往診 ■　訪問診療 □　医師・歯科医師以外の訪問 ■

年	往診	訪問診療	医師・歯科医師以外の訪問	合計
平成8	9.8	30.9	31.6	72.3
11	9.2	34.6	25.8	69.5
14	12.1	37.6	21.9	71.7
17	5.9	34.5	24.5	64.8
20	13.2	56.8	28.8	98.7
23	7.8	67.2	35.7	110.7
26	7.6	114.8	34.0	156.4
29	19.6	116.3	44.3	180.1

注：平成23年は、宮城県の石巻医療圏、気仙沼医療圏及び福島県を除いた数値である。

厚生労働省の「平成29（2017）年患者調査の概況」より

第2章
訪問看護ステーションの現状と課題

高まる看護需要と不足する看護師

どの試算でも需要が供給を上回る

　高齢者の看護需要が高まる一方、看護師、准看護師として働く人たちも年々増えています。2007（平成19）年に129万4,000人だった看護師、准看護師は、2016（平成28）年には155万8,000人と、およそ2割増加しています。

　一方、厚生労働省の「第12回看護職員需給分科会」によって発表された看護職員の需給推計結果によれば、2025（令和7）年に必要とされる看護職員は188万〜202万人。それに対する供給推計は175万〜182万人程度と見込まれ、6万人から27万人の看護職員が不足すると考えられています。

　なお、需要数の集計にあたっては、都道府県からの報告数である180万人がもとになっています。この数に対して、ワークライフバランスの充実を前提として、超過勤務や有給休暇の取得の度合いによって、3つのシナリオを設けて供給数が計算されています。ところが、そのいずれにおいても需要に対して供給が不足することが明らかになっています。

需給のバランスと質と量の問題

　看護師の離職率は、新卒1年目で7.5％、全体でも10〜11％程度で

| 3つのシナリオ別に見た看護師の需給推計 |

（実人員　単位：人）

	平成28 (2016) 年 ※1	令和7年（2025）年			
		都道府県報告書 （係数等処理前）	シナリオ①	シナリオ②	シナリオ③
需要推計	1,660,071	1,801,620	1,880,668	1,897,547	2,019,758
病院＋有床診療所		972,849	1,015,301	1,024,413	1,090,390
精神病床	1,346,366	132,052	137,904	139,142	148,103
無床診療所		299,224	312,395	315,199	335,499
訪問看護事業所	46,977	112,558	117,502	118,556	126,192
（内訳）医療保険		26,523	27,691	27,939	29,739
介護保険		47,370	49,433	49,877	53,089
精神病床からの 　　　　　基盤整備		38,664	40,378	40,741	43,364
介護保険サービス等	149,683	187,413	195,692	197,448	210,165
学校養成所等	117,045	136,188	142,253	143,529	152,773
供給推計		1,746,664	1,746,664 ～1,819,466	1,746,664 ～1,819,466	1,746,664 ～1,819,466

※1　平成28年は介護職員就業者数（厚生労働省医政局看護課調べ）

シナリオ①……超過勤務10時間以内、年間5日以上の有給休暇＝需要
　　　　　　　　推計188万人程度
シナリオ②……超過勤務10時間以内、年間10日以上の有給休暇＝需
　　　　　　　　要推計190万人程度
シナリオ③……超過勤務なし、年間20日以上の有給休暇＝需要推計
　　　　　　　　202万人程度

推移しており、14～15％の一般労働者と比較すれば、低めの傾向が
続いています。しかし、例年ほぼ横ばいで推移しているため、今より
も離職率が下がらない状況が続けば、高齢者が増え続ける中、いずれ
さらなる看護師不足になることも考えられます。
　一方、看護職員の需給推計を都道府県別にみると、東京、千葉、神

介護職員の供給見通し

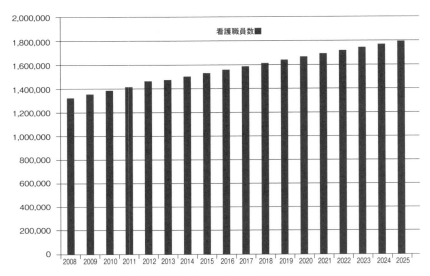

看護職員数■

	2008	2009	2010	2011	2012	2013	2014	2015	2016
看護職員数	1,323,459	1,354,430	1,384,982	1,415,116	1,444,831	1,474,127	1,503,004	1,531,463	1,559,503
増加数/年		30,971	30,552	30,134	29,715	29,296	28,877	28,459	28,040

	2017	2018	2019	2020	2021	2022	2023	2024	2025
看護職員数	1,587,125	1,614,327	1,641,111	1,667,477	1,693,423	1,718,951	1,744,061	1,768,751	1,793,023
増加数/年	27,621	27,203	26,784	26,365	25,947	25,528	25,109	24,691	24,272

伏見清秀（東京医科歯科大学）、小林美亜（国立病院機構）　「長期的看護職員需給見通しの推計」より

奈川などの首都圏や大阪、奈良、京都などの関西圏で看護職が不足する一方、九州では需要よりも供給が上回る見通しになっています。

　また、新卒の看護職員が即戦力となる現場ばかりではないため、看護職員の量と質という面にも課題があります。例えば、手術を行う急性期医療を専門とした病院では、新卒の雇用が戦力に結びつかず、むしろ彼らをカバーするための中堅看護職の業務量が増加してしまいます。

多様なキャリア選択ができる環境の必要性

　看護ニーズに対して供給不足が見込まれる中、看護職員は地域や領

域によって、偏りが見られます。そのため、厚生労働省は2016（平成28）年より、看護職員需給分科会にて偏りを調整するための具体的な対策を議論しています。

地域の偏りに対しては、2017（平成29）年より、都道府県ナースセンターが軸となって、都道府県の医師会などと連携。地域の実情に応じて対象領域を絞った看護職の確保策を計画、展開する「地域に必要な看護職の確保推進事業」が実施されています。これによって一定の成果が得られたものの、山間や離島などでは看護職員の確保や定着が困難な地域もあり、支援策の必要性が指摘されています。

また、独自に看護学生対象の奨学金制度を実施している都道府県もあり、今後も看護職員の確保や定着の施策の1つとして活用されることが期待されています。

一方、領域の偏りに対しては、今後さらに高齢化が進むことや、地域医療構想による病床の機能分化や連携に伴い、人口の多い"団塊の世代"がすべて後期高齢者となる2025（令和7）年に向けて、訪問看護や介護分野における看護ニーズが大きく増加すると予測されます。いわゆる「2025年問題」です。

しかし、現状では訪問看護に従事する看護職員は5万人ほどで、訪問看護事業所の求人倍率も3.78倍と、病院と比べて高く、職員を十分に確保できていません。

都道府県ナースセンターによる研修の支援や、訪問看護事業所へのマッチングの強化に取り組んでいるものの、社会経験の少ない若者にはハードルも高く、新卒看護職員が訪問看護事業所へ就職する選択肢はまだ確立されているとはいえません。しかし、すでに各地で教育システムが開発、展開されている事例もあり、今後の拡大が期待されています。また、病院などで働く看護職員が多様なキャリアを選択できるような仕組みづくりも求められています。

在宅医療の現状と
訪問看護の必要性

かつては珍しくなかった在宅医療

　一般的に治療というと、患者が自ら病院などの医療機関へ行って受ける「外来治療」や、医療機関に入院して受ける「入院治療」を思い浮かべる人が多いと思います。

　しかし、「在宅医療」は、患者ではなく医師や看護師などの医療従事者が患者の自宅や入居している施設へ行って治療を行います。

　在宅医療は以前から各地域の医師によって、自主的な往診として行われていました。往診とは突発的に患者の容体が変化したときに自宅を訪問して医療行為を行うものです。昭和の中頃までは人生の最期を自宅で迎える人が多く、慢性的な病や、中風と呼ばれた脳卒中の後遺症などで体の自由が利かない患者にとって、急な体調の変化に際しての医師や看護師の往診は貴重な治療の機会でした。

　戦後まもない1947（昭和22）年、日本人の平均寿命は男性で50歳、女性で53歳でした。戦争の爪痕が残り、国全体が貧しかった当時、感染症や脳卒中などの急性疾患によって亡くなる人は多く、医師が緊急で往診することも多かったのです。

　日本国民すべてが公的医療保険に加入する国民皆保険体制が整えられたのは1961（昭和36）年。当時はまだ在宅治療は保険の対象外でしたが、1986（昭和61）年に保険対象となり、報酬が支払われるようになりました。

その後、1990年代前半にかけて、日本人の死因トップ3は、脳卒中、がん、心臓病と変化していきました。この間、治療の中心は自宅から医療機関へと移りましたが、その一方で、人生の最期を自宅で過ごしたいと強く願う人たちから、在宅治療への要望が寄せられるようになりました。そして今、国の医療方針の変更もあり、在宅治療が増えつつあるのです。

| 平均寿命の推移 |

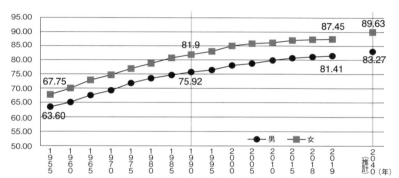

2019年までは厚生労働省政策統括官付参事官付人口動態・保健社会統計室「令和元年簡易生命表」、2040年は国立社会保障・人口問題研究所「日本の将来推計人口（平成29年推計）」における出生中位・死亡中位推計から作成。

在宅治療でできることと、できないこと

在宅治療と病院での治療とで、まったく同じことができる場合と、そうでない場合とがあります。

例えば、医師によって患者の過去の病歴や患部の状況を確認する問診や、直接触れる触診など、一般的な診療は在宅治療でも行われます。また、医師の診断によって、点滴が必要となった場合も、訪問看護師によって投与が可能です。ただし、医療機関に入院中に使えるものに比べて、在宅で使えるものには若干制限があるため、事前の確認が必

要です。

　自分の意志では排泄できない人には、カテーテルを挿入して対応します。これも以前は衛生上の問題から医療機関のみで使用が可能でしたが、医療器具の進歩によって、在宅でもカテーテル管理ができるようになりました。同様に、胃ろうで栄養管理をしている人にも、在宅で対応ができるようになっています。在宅での看護は、病院で過ごすよりも個人の時間が持てるため、生活の質が上がることがあります。

　その他、手術ができないようながんを患っている人のがん緩和ケアや、看取り、予防接種やワクチン、血圧測定や血中の酸素飽和度、血液検査などの各種検査、医療相談など、多くのことが在宅治療で可能です。

　一方、在宅治療ではできないこともあります。例えば、専門の設備や器具などを必要とする大がかりな手術はできません。同様に、CT検査やMRI検査といった精密医療機器が必要な検査もできません。容体が急変したり、検査が必要と訪問医が判断したりした場合などは、連携する医療機関への受診が必要となります。

　それから、意外と見落とされがちなこととして、治療を受ける本人以外の家族が、治療の現場から離れづらいという問題があります。入院治療では、患者の対応を医療機関がすべて行いますが、在宅治療は家族の協力なしに進めることはできません。そのため、在宅治療を利用している家庭では、家族が何日も家を空けることが難しくなってしまうのです。ただし、近年は訪問診療事業者による自費サービスとして、家族の休息用に患者を預かるプランを用意している場合もあります。

　在宅治療のみで完結できなくても、自費サービスや他医療機関と連携すれば「できない」ことも補えます。在宅治療の本来の目的は生活の質の向上ですから、病状や体の障害の有無などに合わせて考えるとよいでしょう。

| 在宅治療でできること・できないこと |

在宅治療でできること	在宅治療ではできないこと
問診や触診など	大がかりな手術
点滴（一部制限あり）	医療機械を使用する検査
カテーテル管理	家族が医療から離れること
胃ろうなどの栄養管理	
末期がんの緩和ケア	
看取り	
予防接種やワクチンの注射	
各種検査	
医療相談	

住宅医療の場合	通院・入院の場合
住み慣れた自宅で治療ができる	治療の設備が豊富
通院の負担が少ない	緊急時の対応が可能
自分のライフスタイルを大切にできる	慣れない生活がつらい
緊急時の対応に限界がある	通院が苦痛

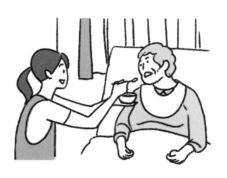
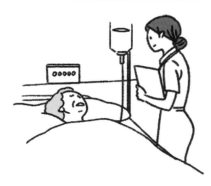

高齢化がもたらす
看護と介護の問題

現代日本の縮図といえる "老老介護"

　少子高齢化や核家族化が進んでいる現状は、介護に新たな影を落としています。それは、高齢者同士で介護を担わなくてはならない「老老介護」と呼ばれる問題です。

　老老介護とは、65歳以上の高齢者を、同じく65歳以上の高齢者が介護している状態で、「高齢の妻を高齢の夫が介護する」「95歳の親を70歳の子どもが介護する」などのケースがあります。

　2019（令和元）年に厚生労働省が行った国民生活基礎調査では、在宅介護をしている世帯の59.7％が老老介護であるという結果が出ました。6年前の調査では51.2％だったことを考えると、日本全体で老老介護が急速に増えていることがわかります。

　この調査では、要介護者のいる世帯構造がどうなっているかについても明らかにしています。かつて、家庭内で行われることの多かった介護は、三世代同居を前提としたものでした。しかし、平成13（2001）年では、32.5％あった三世代世帯は令和元（2019）年には、12.8％と、大きく数を減らしています。反面、核家族世帯は29.3％から40.3％へと大きく増えており、老老介護が増加している原因の一端が見てとれます。

要介護者等と同居の主な介護者の年齢組み合わせ割合の推移

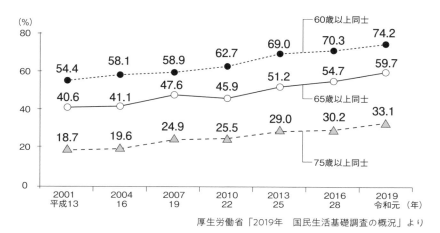

厚生労働省「2019年　国民生活基礎調査の概況」より

要介護者等のいる世帯の世帯構成の割合の推移

（単位：％）

年次	総数	単独世帯	核家族世帯	夫婦のみの世帯	三世代世帯	その他の世帯	高齢者世帯
2001（平成13）年	100.0	15.7	29.3	18.3	32.5	22.4	35.3
2004（平成16）	100.0	20.2	30.4	19.5	29.4	20.0	40.4
2007（平成19）	100.0	24.0	32.7	20.2	23.2	20.1	45.7
2010（平成22）	100.0	26.1	31.4	19.3	22.5	20.1	47.0
2013（平成25）	100.0	27.4	35.4	21.5	18.4	18.7	50.9
2016（平成28）	100.0	29.0	37.9	21.9	14.9	18.3	54.5
2019（令和元）	100.0	28.3	40.3	22.2	12.8	18.6	57.1

注：2016（平成28）年の数値は、熊本県を除いたものである。

厚生労働省「2019 年 国民生活基礎調査の概況」より

第2章　訪問看護ステーションの現状と課題

老老介護の先にある認認介護

　介護は力仕事も多く、体力の衰えが見られる高齢者にとって老老介護は心身ともに重い負担です。

　前ページ上のグラフには、75歳以上同士の「超老老介護」と呼ばれる状態にある世帯の状況も記載されています。こちらも全体の約3割にもなり、これらの数字は年々上昇傾向にあります。

　また、65歳以上の約16%が認知症であるというデータもあり、老老介護や超老老介護の中には、認知症の高齢者が、認知症の高齢者を介護する「認認介護」の状態にある世帯も問題となっています。

　老老介護が増えている要因の1つに、要介護者の増加があります。厚生労働省が発表した平成30（2018）年の「介護保険事業状況報告」によると、全国の要介護・要支援認定者は658.2万人。10年前の平成20（2008）年と比較すると約190万人も増えた計算となり、この数は今後も増えていくと予想されます。

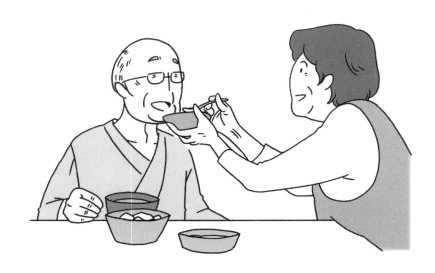

認定者数の推移（年度末現在）

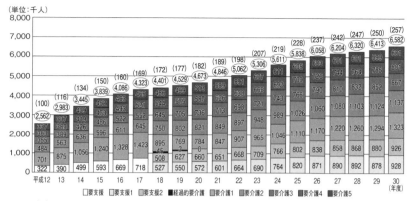

※（ ）の数値は、平成12年度を100とした場合の指数である。
※平成29年度から全市町村で介護予防・日常生活支援総合事業を実施している。
※東日本大震災の影響により、平成22年度の数値には福島県内5町1村の数値は含まれていない。

厚生労働省の「平成30年度 介護保険事業状況報告（年報）」より

老老介護の問題点は？

　老老介護には、多くの問題があります。

　まず、介助者側の肉体的な負担です。介護は介護者の体を動かしたり支えたりと、体力のある若い介護士でも大変な作業です。老老介護では、介助者が腰痛などの体の痛みに悩まされることも少なくありません。

　また、高齢者の中には家族以外の第三者を自宅に上げることを嫌がる人も多く、その結果、日常生活を含めた生活全般のフォローを介助者がすべて行わなくてはならない場合もあります。結果として、介助者にすべてのしわ寄せが行き、ストレスから要介護者も介助者も疲れはててしまうのです。また、いまだに「介護は家族で行うもの」という価値観にしばられている人も多く、介助者の負担を増やす要因になっています。

これらの肉体的、精神的な負担が、要介護者への虐待行為に結びついたり、介助者本人が第三者のサポートなしに生活できない"共倒れ"になったりすることもあります。特に、強いストレスは認知症を引き起こす要因の1つになり得るとする研究結果もあり、周囲から孤立して老老介護を行っている世帯では、支援の手が届いたときには「認認介護」に……という可能性もあります。

　「認認介護」では、介護される側だけでなく、介護する側も認知症になっています。そのため、記憶障害や判断力、認知力の低下によって、食事や排泄、薬など、必要な世話をしたかどうかもわからなくなってしまうという問題が起こります。また、金銭のトラブル、火の不始末、徘徊による事故など、通常の介護とは違う問題も想定されます。

看護スタッフの高齢化問題

　少子化は、人口比率における若い労働者数の減少も招きます。現在は増加傾向にある看護職や介護職に就く若者も、絶対数が少なくなれば、他の産業との取り合いになることは間違いありません。他の産業と比較したときに見劣りしないような報酬や待遇などが用意できなければ、新しい人材が確保できず、人材不足から看護や介護を担う人員の高齢化という新たな課題も出てくるでしょう。

在宅看護における延命治療とその問題点

変化してきた人生の最期の場所

　かつて、日本の人々のほとんどが人生の最期を自宅で迎えていました。厚生労働省大臣官房統計情報部による「人口動態統計」によれば、1951（昭和26）年に自宅で亡くなった人は、全体の82.5％でした。ところが、医療機関で死亡する人が年々増えるのと歩調を合わせて減少し、1976（昭和51）年に逆転。2019（令和元）年の調査では、全体の84.5％が医療機関で亡くなっています。

　医療技術が進んで設備が整ったため、以前なら救えなかった命が医療機関で救えるようになり、それに伴って、人生の最期を医療機関で迎える人の割合も増えました。

　人生の最期のことを終末期といい、そこで行われる医療は終末期医療と呼ばれます。ある意味、現代は最期の命の行方を医療機関が握っているといえるかもしれません。

アンバランスな医療費が使われるタイミング

　厚生労働省の「平成29年生涯医療費」によると、日本人が一生に使う医療費の平均額は2,724万円にもなるそうです。男女の内訳では、男性が2,622万円、女性が2,831万円と、平均寿命が長い分だけ女性のほうが高くなっています。

注目すべきは、医療費を使うタイミングです。実は、70歳までに使う額と、70歳以降に使う額がほぼ同じ。つまり、人生の終末期に多額の医療費が必要になるのです。患者本人は医療保険や高額医療費に対する給付を受けられるため、実際に負担する金額はその1〜3割程度。ところが、残りは国の負担であり、社会保障費として国民全体に重くのしかかってきます。

お金のかかる終末医療

　では、なぜ終末期に多額の医療費が必要となるのでしょうか。理由の1つは、高齢になるにつれ、脳血管疾患、がん、心疾患など、医療費のかかる病気を発症しやすくなることです。特に、脳血管疾患は入院期間が平均で100日間にもおよぶため、手術や治療だけでなく入院

| 生涯医療費（男女計）|

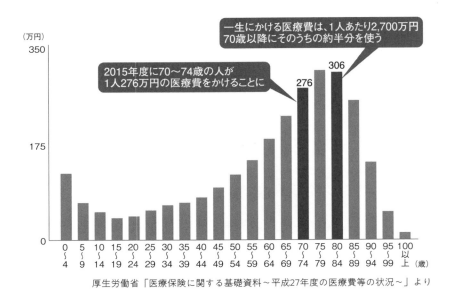

2015年度に70〜74歳の人が
1人276万円の医療費をかけることに

一生にかける医療費は、1人あたり2,700万円
70歳以降にそのうちの約半分を使う

厚生労働省「医療保険に関する基礎資料〜平成27年度の医療費等の状況〜」より

にかかる費用が発生します。

　また、もう1つは延命治療の問題です。通常の治療は回復、あるいは症状の改善を目指しますが、終末期では症状の改善が見込めない患者もいます。特に、自分で食べられなくなったり、呼吸ができなくなったりといった死期が近づいている場合でも、医療機器と技術によって、死期をある程度延ばすことが可能になっています。鼻から胃までカテーテルを通して栄養剤を入れたり、腹部から直接胃につながる小さな穴を空け、そこにカテーテルをつける胃ろうを設置したりして栄養を摂取することができます。また、人工呼吸器によって呼吸を行うこともできます。

　中には奇跡的な回復を遂げる人もいるため、そういう人にとっては「延命治療は命の恩人」といえます。しかし、ほとんどの人にとっては、"死期の先延ばし"になっていることも多く、その分だけ終末医療の期間は長くなり、医療費も増え続けることになります。

終末期医療のあるべき姿とは

　延命治療には、医療費の増大の他に、患者の尊厳という別の問題もあります。設備によって"生かされている状態"が、はたして本人の望んでいるものなのかということです。というのも、延命治療をするかどうかの決断を迫られるとき、たいていの場合、実際に治療を受ける本人は判断や意志決定ができない状態になっているからです。

　かつての医療機関は、患者が生きている限りは、患者本人の意志や希望と関係なく、医療技術を駆使して延命をしていました。一方の家族もまた、その判断を医療機関に任せきりでした。

　2018（平成30）年3月、厚生労働省は「人生の最終段階における医療の決定プロセスに関するガイドライン」を改訂しました。

　改訂にあたっては、さまざまな要因によって病院ではなく在宅や施設での医療、看取りのニーズが増えている現状と、全国の自治体で進

められている地域包括ケアシステムの構築に主眼がおかれました。

　特にそれまで日本ではあまり積極的に取り上げられることのなかった人生の最終段階の治療について、患者と家族、医療従事者があらかじめ話し合って方針を決めておく「アドバンス・ケア・プランニング」の概念も盛り込まれました。

　こういった考え方が取り入れられるようになったのは、医療の現場だけでなく、私たちの意識の変化も大きく影響しているといわれています。内閣府の高齢社会白書による延命治療に対する考え方の調査でも、2012（平成24）年時点で約9割の人が自然な死を望んでおり、10年間で10%増えていることがわかります。

| 延命治療に対する考え方 |

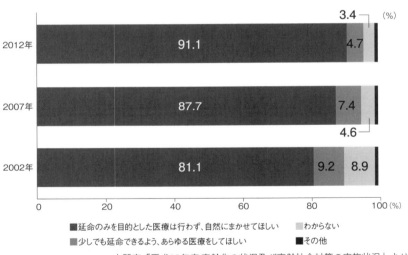

内閣府「平成28年度 高齢化の状況及び高齢社会対策の実施状況」より

後遺症がある人への
リハビリと看護

脳卒中の後遺症とリハビリについて

　高齢者の病気の中で、後遺症の残るものに脳卒中があります。脳卒中は脳の血管が詰まったり破れたりすることによって、脳が障害を受ける病気で、その部分の脳がつかさどっていた機能が影響を受けます。例えば、体の一部分が動かなくなったり、言葉が話せなくなったりします。

　厚生労働省による「平成29年患者調査の概況」によれば、脳卒中によって継続的な治療を受けている脳血管疾患の患者数は111万5,000人となっています。

　脳血管疾患の場合、多くは何らかの後遺症が残るため、発症後の急性期の治療が終わると、機能の回復を目指すリハビリテーション、いわゆるリハビリが治療のメインになります。

　入院中のリハビリは、衣食住のほとんどが病院によって提供されるため、リハビリのみに集中しやすい環境が整っています。しかし、退院後、訪問看護による在宅でのリハビリに入ると、ふだんの生活を継続させながらリハビリを行わなくてはなりません。

　脳卒中によって起こる後遺症には、片麻痺と呼ばれる運動麻痺や、感覚障害、言語障害、高次脳機能障害などがあります。中には日常生活を送るのも困難な後遺症が残ってしまうこともありますが、まず、日常生活を安全に過ごすためのリハビリから始め、状況に合わせて運

｜脳卒中が起こる場所と後遺症について｜

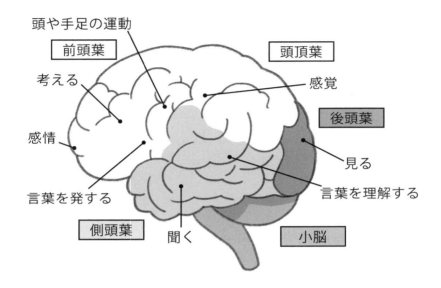

頭や手足の運動
前頭葉
頭頂葉
考える
感覚
後頭葉
感情
見る
言葉を発する
言葉を理解する
側頭葉
聞く
小脳

損傷部位	損傷により引き起こされる障害
前大脳動脈	下肢の運動麻痺、無動性無言症（意識はあるが、自発性がなく、魂が抜けたかのようにボーっとしている状態）
中大脳動脈	顔面・上肢に強い運動麻痺、左側の場合は失語症（言葉を話すことや言葉の理解ができなくなる状態）
後大脳動脈	反対側の同名半盲（両目の半分が見えなくなる）、反対側の感覚性麻痺（脳底動脈閉塞のレベルによって症状が異なる） 1) 全盲、重度記憶障害、失読（文字を読むことが困難になる） 2) 同側顔面の麻痺と反対側四肢麻痺、眼球運動麻痺、舌麻痺 3) 閉じ込め症候群（四肢麻痺・無言により、まばたきと眼球運動でしか意志疎通ができない状態）
椎骨動脈	小脳性失調（体のバランスがとりにくくなる、ふらつきによる夜行困難、ろれつがまわらない、嘔気・嘔吐など）、同側顔面と対側半身の感覚障害
眼動脈	失明（一時的な眼動脈の閉塞で片目が突然見えなくなり、しばらくしてゆっくりと改善することもある。専門用語で「一過性黒内障」といい、重症の脳梗塞の前兆）

動麻痺やその他の症状を改善するためのリハビリを行っていきます。

　例えば、片麻痺によって以前のように買い物や用事に行くのが難しくなってしまった人には、歩行能力を改善させるためのリハビリを行い、歩いて出かけられるようになることを目指します。ただし、体の変化は時間がかかるため、リハビリの期間は相応に長くなります。

病院と異なる在宅でのリハビリ

　在宅でのリハビリは、機能回復と日常生活を両立させるため、優先順位をつけて取り組みます。まず、最初に取り組むのは、日常生活で困っていることの解決です。例えば、ヘルパーさんなどの他の人に依頼したり、電動車椅子などの福祉用具を使って、現在の体の状態でも買い物などに行けるようにするといった環境づくりです。

　最初からヘルパーさんに依頼したり、福祉用具を使ったりすることに対して、「足腰が弱る」とか「体の機能の回復をあきらめている」と感じてしまう人もいます。しかし、在宅でのリハビリでは、日常生活を安心安全に過ごすための手段を確保した上で、体の機能回復や運動麻痺に対するリハビリを行うのが基本になります。

　機能回復や運動麻痺に対するリハビリの具体的な方法は、病院でも在宅でも基本的に同じです。しかし、常駐の医師がいることの多い病院では、体調の急変に対してすぐに対応できるケースが多いのに対し、在宅では主治医への連絡対応に時間を要します。そのため、在宅でのリハビリでは、可能な限り安全を最優先した内容を選択します。例えば、転倒の危険性がある状態で無理して歩く練習をするのではなく、歩行器や杖を使って、まずは安全に歩ける状態になることを目指します。

　一方、病院から在宅に戻ると体を動かす機会が減ってしまう人も多くいます。回復期を過ぎて維持期に入っても、リハビリを続けることが大切です。また、家族など周囲の人が介護しすぎることで、病院で

回復した機能までが、以前の状態に戻ってしまう人もいます。在宅でのリハビリは、本人のリハビリに対する意識も大切になります。

脳卒中の後遺症がある人への訪問看護

　では、実際に脳卒中の後遺症がある人への訪問看護がどのように行われているかを見てみましょう。

　在宅で療養している人のもとへ訪問した看護師は、いろいろな観点で看護を行いますが、まず基本となるのが日常生活への看護です。

　体温や血圧などを測り、体の状態の確認の他、食事のサポート、排泄、お風呂、口内のケアなど、幅広いケアを行います。

　そして、日常動作ができるように、リハビリの指導も行います。リハビリの中には、体の動きだけでなく、スムーズに言葉を話すための言語訓練や、食事の飲み込みをよくするための嚥下訓練などもあります。

　また、自宅でスムーズに療養や介護を受けられるよう、本人や家族と相談しながら、自宅の環境を整えることも大事な仕事です。これらは、介護保険制度のケアマネジャーの役割と重複するところもあります。

　その他、かかりつけ医との連携のもと、医療的な処置や管理を担うのはもちろん、ときには家族などの介護者の相談に乗ることもあります。

介護と看護の
共通点と相違点を知っておく

介護と看護の違いを正確に理解しておく

　ここで、改めて介護と看護の違いについて確認しておきましょう。両者はよく似ていますが、次のような違いがあります。

| 介護と看護の違い |

介護	国家資格である「介護福祉士」が日常生活のサポートをする。
看護	国家資格である「看護師」「保健師」、各都道府県知事が行う試験に合格した「准看護師」が病気やケガを負った人が最適な健康状態まで回復するのを支援する。

　介護福祉士と看護師はどちらも国家資格ですが、大きな違いは「医療行為ができる」かどうかにあります。看護師は、点滴や注射、服薬、痰の吸引などの医療行為ができます。一方、介護福祉士も一定の研修を受講すれば痰の吸引などの医療行為はできるようになっていますが、看護師に比べればごく一部です。主な違いは以下の3つです。

訪問介護と訪問看護の違い
1．介護報酬の単価が違う
2．訪問看護は在宅生活を支援する要となる
3．リハビリもできる

1つずつ説明していきましょう。

1）介護報酬の単価が違う

　介護保険や健康保険のもとでサービスを提供する場合、主な収入は保険事業者から受け取る「報酬」になります。

　ここで紹介する金額は、私たちが事業を行っている神奈川県横浜市（2級地）の場合です。60分のサービスを行った場合、訪問看護と訪問介護とでは、下の通り、2倍以上の報酬差があります。実際には加算などで多少金額が変わりますが、看護師のほうが介護福祉士よりも給与水準が高いという現実が、報酬の金額差としてあらわれています。同じ1時間でもサービスに対する大きな報酬差があることは知っておいてほしいところです。

| 60分のサービスを行った場合の報酬金額 |

	報酬金額	単位
訪問看護	9,129円	821単位
訪問介護	4,403円	396単位

※2021年4月現在

2）訪問看護は在宅生活を支援する要となる

　現在、国の方針として病院のベッド数を減らし、在宅で最期まで過ごせるよう、生活環境を整備する方向に進んでいます。そして、多くの高齢者が寿命を迎える、いわゆる多死社会に対応するための医療体制の要として、訪問看護ステーションが位置づけられています。在宅で安心して看取りを行うには、訪問看護師による医療のサポートと、訪問診療を行う先生との連携ができる、訪問看護ステーションが必須となります。

3）リハビリもできる

　訪問看護ステーションには、看護師だけでなく、リハビリの国家資格を有した理学療法士、作業療法士、言語聴覚士が在籍しているところも少なくありません。彼らは看護師とともに在宅での身体機能の維持や向上と、そのための環境整備を行い、利用者の在宅生活を支援します。

　以前に比べ、病院は患者を早期に退院させ、在宅でリハビリを行いながら日常生活に慣れていく方針に変わってきています。退院後のリハビリをしっかり行うことで、その人らしい生活が再び送れるようになります。

| 看護師と介護士の違い |

	看護師	介護士
概要	傷病者の看護および療養上の世話、医師の診療の補助を行う。2002（平成14）年の法改正により、それまで使用されていた「看護婦（女性）」「看護士（男性）」から、男女の区別のない現名称「看護師」へと変更される。	介護サービスを必要としている利用者（病者、高齢者、障がい者）に対して介護サービスを行う。着替えの介助、食事の介助、排泄介助、入浴介助、口腔ケアなどを行う。利用者の日常生活行動において、欠けるところがある部分を支援するというのがサービスの基本。医療行為はできない。なお、この名称は介護福祉士の略としても使われる。
主な仕事	病気や怪我を抱えている患者の診察・治療の補助、患者の医療的・精神的なケアを行う。具体的には、血圧・体温・脈などの測定、注射・点滴・採血などの治療補助、入院患者の食事・入浴・ベッドメーキングなど身のまわりの世話などを行う。	入浴・食事・排泄・おむつ交換・着替えのサポートといった日常生活に関するもの。服薬介助やたんの吸引、経管栄養の管理といった医療分野のケアを一部行う。他にも、通常の食事ができない人に対して流動食をつくったりするのも身体介護に含まれる。
国家資格	看護師国家試験保健師助産師看護師法により規定。	介護福祉士国家試験社会福祉士および介護福祉士法により規定。

優れた人材を確保するために

採用に失敗した例1
社内のルールが明確でなかったために、経験者の知見が生かせなかったMさん

　訪問看護ステーションの運営には、優秀な看護師の確保が重要です。しかし、優れた人材を採用できても、十分にその能力を発揮してもらえない事態も起こり得ます。ここでは、私の体験の中から特に印象深い失敗例をお話しします。

　Mさんは前職で訪問看護ステーション管理者の経験があり、介護保険制度や医療保険制度についても精通していたために即採用しました。ところが、Mさんの過去の経験を弊社内でも取り入れようとしたため、現職の管理者や看護スタッフと折り合いがつかず、意見の相違から事務所の空気が悪化。人間関係が修復不能となり退職されました。

採用失敗の原因① 弊社に経験者を受け入れる体制が整っていなかった

　Mさんは、訪問看護ステーションの知識や経験も豊富な上、フットワークも軽く利用者からの信頼もとても厚かったのです。しかし、その知識や経験をどう受け入れるべきか、会社としての方針を明確に打ち出せませんでした。そのため、現場で管理者とぶつかることが多くなってしまい、人間関係の悪化から業務に支障が出るようになりました。会社としての受け入れ体制ができていれば、Mさんの経験を存分に生かしたステーションの運営が可能だったと、今は思います。

採用失敗の原因② Mさんが今までの経験を弊社でも通そうとした

　経験があるがゆえに、人はそれこそが正しいと思い込み、異なるやり方を否定する傾向にあります。弊社のやり方を理解する前に「今まではこのようにしてきた」と一方的に主張したため、他のスタッフが反発。利用者の情報共有などが十分に行われず、業務に支障をきたすようになってしまいました。

採用失敗の原因③ 会社としてのルールが明確でなかった

　Mさんの主張に対して、社内のルールが明確でなかったために、会社としての見解が出せませんでした。社内の書類作成や利用者への対応などで、人によって正解が異なる状態が起こっており、それぞれ自分が正しいと主張し、感情的な意見がぶつかるようになってしまいました。

　この反省から、現在は会社のルールを明確にし、新しく入ったスタッフでも、経験者でも、同じルールで動くようにお願いしています。

第3章

訪問看護ステーションの成功モデル

医療・看護業界の
収益構造はどうなっている？

医療業界は主に診療報酬が収益源

　病院や診療所など医療関係と、訪問看護ステーションなどの看護業界は、似ているようでかなりの違いがあります。

　医療関係は主に健康保険による診療報酬がベースとなっています。健康保険証を持っている日本人（その他、保険証を持つことが許されている人）が病院等を受診し、薬を処方されると、診療の内容によって付加される「点数」をもとに国から診療報酬が支払われ、利用者が支払う個人負担分（1〜3割）と合わせた分が医療機関の収益になります。さらに、健康保険では支払われない特別な治療や処方薬、人間ドックなどの検査など、自費診療による収入が加わります。

　これ以外には、国（厚生労働省）から雇用の安定、職場環境の改善、従業員の能力向上などの取り組みの際に活用できる雇用関係助成金が出ます。その他には医療施設近代化施設整備事業、病床機能分化推進事業、院内感染対策施設・設備整備事業（国庫補助事業）、院内感染対策緊急整備事業（都単独補助事業）などをはじめ、看護師の安定的な雇用を確保するために、いくつかの助成金が出る仕組みになっています。医療関連は国民の健康を維持するために、国（厚生労働省等）からいろいろな助成金、補助が出る仕組みになっているのです。

| 医療機関向け主な補助金・助成金（東京都の例）|

▶医療施設近代化施設整備事業

▶療養病床整備事業

▶回復期リハビリテーション病棟施設設備整備事業

▶地球温暖化対策施設整備事業

▶医療機器管理室施設整備事業

▶院内感染対策施設・設備整備事業（国庫補助事業）

▶院内感染対策緊急整備事業（都単独補助事業）

▶医療施設等アスベスト（石綿）除去等整備事業

▶遠隔医療設備整備事業

▶有床診療所等スプリンクラー等施設整備事業補助金

看護業界は医療保険と介護保険が収益源

　一方で、訪問看護ステーションは、健康保険による収益と介護保険による収益があります。基本的に、健康保険によって支払われるのは、40歳までの医療保険加入者、40歳以上65歳未満で16特定疾病以外の人、40歳以上65歳未満で16特定疾病及び65歳以上で、要支援・要介護に該当しない人です。そして65歳以上で要支援から要介護5までの介護認定を受けている高齢者は、介護保険による訪問看護の利用者となります。そのため、報酬をどちらで受けるかは、当該利用者の状況、病状などによって異なります。なお、16特定疾病とは65ページの表の通りです。

　医療業界と比較して、看護関連では国から受け取れる助成金があまりありません。開業時の必要な資金は自己資金でまかなうのが望まし

い方法ですが、すべてを準備できない場合には、金融機関からの融資や助成金等の活用も考えたほうがよいでしょう。

　融資の申請先としては、日本政策金融公庫や自治体等の制度融資、公的機関の1つである独立行政法人福祉医療機構などがあります。事業計画や収支計画、今までの経験、自己資金など総合的に判断されますので、必ずしも融資がおりるわけではありませんが、他の業種に比べれば、比較的融資されている印象があります。

　次に助成金ですが、現在、適切なものはありません。ただし助成金は年度ごと新設や改正がありますので、国の方針に沿って創業系の助成金ができる可能性もあります。

　それから介護報酬ファクタリングサービスというものもあります。これは、訪問看護事業者が国民健康保険団体連合会（国保連）に対して請求する介護報酬（債権）を、サービス提供会社に債権譲渡し、早期資金化（現金化）をするもの。一定の手数料はかかりますが、報酬の目途が立っているのであれば、利用を検討してもよいでしょう。

医療業界の支出は人件費と設備費に集約される

　医療関連は医師、看護師、助産師、薬剤師、診療放射線技師など、多くの資格を持つ専門家が協同して医療現場を支えています。医師をはじめとして、これらすべての人たちに支払われる給与等の人件費が医療関連の最も大きな支出となります。また、日常の医療行為に必須の機器・道具などをはじめ、先進医療が導入されている場合の各種専門医療機器などの設備費は膨大で、人件費につぐ大きな支出となります。

　さらに入院できる病床のある病院・クリニックでは、食事を用意する必要があるため、管理栄養士、調理師など食の専門家の雇用も必要で、彼らの給与や食材費など、固定的な支出が生まれます。

　他にも病院の事務関連として、診療報酬明細書を作成する医療事務

｜ 特定疾病の考え方と疾病リスト ｜

1 特定疾病とは

特定疾病とは、心身の病的加齢現象との医学的関係があると考えられる疾病であって次のいずれの要件をも満たすものについて総合的に勘案し、加齢に伴って生ずる心身の変化に起因し要介護状態の原因である心身の障害を生じさせると認められる疾病である。

1) 65歳以上の高齢者に多く発生しているが、40歳以上65歳未満の年齢層においても発生が認められる等、罹患率や有病率（類似の指標を含む）等について加齢との関係が認められる疾病であって、その医学的概念を明確に定義できるもの。

2) 3～6カ月以上継続して要介護状態又は要支援状態となる割合が高いと考えられる疾病。

2 特定疾病の範囲

特定疾病については、その範囲を明確にするとともに、介護保険制度における要介護認定の際の運用を容易にする観点から、個別疾病名を列記している。（介護保険法施行令第二条）

1. がん（医師が一般に認められている医学的知見に基づき回復の見込みがない状態に至ったと判断したものに限る。）※
2. 関節リウマチ※
3. 筋萎縮性側索硬化症
4. 後縦靭帯骨化症
5. 骨折を伴う骨粗鬆症
6. 初老期における認知症
7. 進行性核上性麻痺、大脳皮質基底核変性症及びパーキンソン病※
8. 脊髄小脳変性症
9. 脊柱管狭窄症
10. 早老症
11. 多系統萎縮症※
12. 糖尿病性神経障害、糖尿病性腎症及び糖尿病性網膜症
13. 脳血管疾患
14. 閉塞性動脈硬化症
15. 慢性閉塞性肺疾患
16. 両側の膝関節又は股関節に著しい変形を伴う変形性関節症

※は2006（平成18）年4月に追加、見直しがされたもの。　　　厚生労働省の資料より作成

担当者や、医師の活動をサポートしたり、学会の資料作成を手伝ったりする秘書、新薬の臨床研究で医療機関や製薬会社、患者の間に入り進行をサポートする治験コーディネーターなど、さまざまな人たちの人件費も必要となります。

訪問看護の支出は人件費と事務所経費が大きい

訪問看護では、看護師、保健師、その他理学療法士などが訪問看護業務を行います。それに対して利用者から支払われる利用料と、医療・介護の各保険からの入金が、訪問看護ステーションの「収入」になります。そして、その収入から支払われる最も大きな費用が「人件費」です。人件費には個人に支払われる給与だけではなく、手当や交通費、社会保険、労働保険、研修費、福利厚生費など、職員にかかわるさまざまな費用が含まれています。

また、支出には大きく分けて2種類あります。基本給や事務所の家賃、駐車場代など毎月一定額が支出される固定費と、残業代や訪問のためのガソリン代、材料費など、毎月の利用者数によって変わる変動費です。

利用者が多ければ変動費は増えますが、収入も増えます。一方、固定費は利用者が少なく収入がなくても変わりません。収入と支出が同額になる額を損益分岐点といいます。その額を下回ると赤字になり、上回れば利益となります。まさに赤字と黒字の分岐点です。

この損益分岐点がわかると、最低でもどのくらいの収入が必要で、そのためには最低何件訪問し、その件数を得るためには何名くらいの利用者が必要か、といった経営に必要な事業規模を知ることができます。

人件費は最も大きな金額ですから、収入のうち人件費の割合がどのくらいを占めているかは重要な要素になります。

訪問看護ステーションの
収益構造を知ろう

訪問看護では、公的保険によって料金体系が違う

　訪問看護では、利用者とその状況によって、介護保険と健康保険のどちらを使うかが変わります。

　介護保険での訪問看護の利用は、基本的に65歳以上の高齢者で要支援から要介護5までの介護認定を受けている人になります。利用する事業所の種類、時間帯、訪問するスタッフが持つ資格などによっても金額は異なります。

　介護保険で訪問看護を利用する場合、その費用は、利用単位数、1単位あたりの金額、自己負担額（収入により1〜3割）の3つをかけて算出します。

　また、1回の利用ごとにかかる基本料金は、事業所の種類（訪問看護ステーション、病院など）、担当するスタッフの資格（看護師、准看護師、理学療法士など）の条件によって異なります。

　訪問看護ステーションの利用は、1回の基本料金（利用単位数）は次ページのようになります。

　さらに介護保険サービスの中には、訪問看護と介護などを一体化させて提供する定期巡回・随時対応型訪問介護看護や、看護小規模多機能型居宅介護というサービスもあります。基本料金は月額制で要介護度によって変わります。

| 看護師の1回の基本料金 |

訪問時間	単位
20分未満	313単位／302単位（介護予防訪問看護）
30分未満	470単位／450単位（介護予防訪問看護）
30分〜1時間未満	821単位／792単位（介護予防訪問看護）
1時間〜1時間30分未満	1125単位／1087単位（介護予防訪問看護）

| 理学療法士、作業療法士、言語聴覚士の１回の基本料金 |

訪問時間	単位
20分	293単位／283単位（介護予防訪問看護）

※介護予防訪問看護は、要支援1〜2の人が利用する介護予防訪問看護の単位数。
※准看護師訪問時の料金は看護師の90％。
2020年4月現在

基本料金以外の費用が追加で加算される

　訪問看護を利用する際は、基本料金の他に、加算と呼ばれる追加料金があります。主な加算には以下のようなものがあります。

| 加算の例（訪問看護ステーションの場合） |

緊急時訪問看護加算：緊急の連絡、相談、訪問に対応可
特別管理加算：気管カニューレ、人工肛門などを使用
早朝加算、夜間加算、深夜加算：8：00〜18：00以外に利用
その他、初回加算、ターミナルケア加算、長時間訪問看護加算、複数名訪問看護加算などがある。

医療保険では利用料の地域差はない

　医療保険で訪問看護を利用するときに利用者が支払う料金は、利用金額と自己負担割合（1〜3割）をかけた金額になります。これはどの地域でも同じです。

　なお、医療保険では、基本料金として訪問看護基本療養費と訪問看護管理療養費がかかります。健康保険が適用されるのは、40歳までの医療保険加入者、40歳以上65歳未満で16特定疾病以外の人、40歳以上65歳未満で16特定疾病及び、65歳以上で要支援・要介護に該当しない訪問看護の利用者となります。

　基本料金は次のようになっています。

| 医療保険利用時の訪問看護の基本料金 |

訪問看護基本療養費	週3日まで 5,550円/日 週4日目以降　6,550円/日
訪問看護管理療養費	月の初日　7,400円/日 2日目以降 3,000円/日

2020年4月現在

　通常の通院などと同じく医療保険が使えるので、利用者の自己負担額は上記金額の1〜3割ですみます。

　なお、医療保険では看護師、理学療法士、作業療法士、言語聴覚士のいずれが処置しても資格による金額の違いはありません。

　また、医療保険においても、介護保険と同じように利用や契約の内容で加算があります。

　主な加算は次ページのようになっています。

24時間対応体制加算	6,400円
特別管理加算	2,500円 （重症度が高い場合）5,000円/月

2019 年8月現在

　その他、加算には、早朝加算、夜間加算、深夜加算、緊急訪問看護加算、長時間訪問看護加算、難病等複数回訪問加算などもあります。

訪問看護ステーション利用者に多い疾患

　厚生労働省の調査によると、訪問看護ステーションの利用者の多くは高齢者で、平均年齢は82歳。抱える疾患は高血圧や認知症、脳卒中、心臓病、糖尿病などが多くなっています。これらの利用者に対し、身体の清潔保持の管理・援助をはじめ、服薬指導・管理、排泄の援助、褥瘡の予防など日常的な看護サービスだけでなく、本人の精神的な変化への対応、家族への介護指導・支援などを行います。もちろんそれ以外に病状の経過観察、カテーテルの管理など、看護師が行える医療的処置も含まれます。

　また近年は、**小児の訪問看護ニーズが急速に高まっており、小児の訪問看護利用者は約1.4万人（2017年）といわれています。**このうち半数は、たんの吸引や経管栄養などの医療的ケアが日常的に必要な「医療的ケア児」です。医療的ケア児は全国に約1.7万人いるとされ、現状では小児に対応できる訪問看護ステーションが不足しています。

訪問看護ステーションの 経営とビジネスモデル

3つのポイントを押さえ、成功をつかむ

　訪問看護事業を収益面から見ると、「**看護師1名の売上×看護師の人数が、毎月継続するストック型ビジネス**」といえます。訪問看護ステーションは、特別な設備投資もいらず、アパートやマンションの1室からスタートできるのも開設しやすい要因です。成功する経営のポイントは3つです。

訪問看護事業を成功させる3つのポイント
1．看護師、セラピストが集まる仕組みをつくる
2．継続して新規の依頼が来る仕組みをつくる
3．毎日継続的に6件程度を訪問ができる仕組みをつくる

　1つずつ説明していきます。

1）看護師、セラピストが集まる仕組みをつくる
　訪問看護ステーションは、訪問してサービスを提供して、初めて報酬が得られます。いくら高齢化社会だといっても、サービスを提供するスタッフがいなければ売上をつくることができません。そのため、成長著しいステーションは、看護師、セラピストが多く集まり、継続して働いてもらえる場であることが必須です。ホームページやSNSで

ステーションをPRし、多くのスタッフを獲得している会社もありますが、その多くは、「働きたいと思わせる雰囲気がある」「入ったら楽しそう」といった点が共通しています。ある社長は、入った職員に「この会社は辞めたら損だ！」と思わせるよう、魅力的な教育プログラムをつくって実践しています。このように、働いてみたい、これからも働き続けたいと思わせる魅力づくりが大切です。

2）継続して新規の依頼が来る仕組みをつくる

　新規の依頼の多くは居宅介護支援事業所のケアマネジャーから来ます。つまり、ケアマネさんから選ばれるステーションになれば、継続して依頼が来るということです。そのためには最初の依頼から継続してもらえるよう、しっかり対応していく必要があります。ケアマネさんから新規の連絡が来たときは、依頼内容にしっかりと応え、きめ細かな対応をしていくことが大切です。報告・連絡・相談もまめに行うことで「訪問看護なら○○さんのところ」というように信頼を得る努力をしましょう。

3）毎日継続的に6件程度を訪問できる仕組みをつくる

　訪問看護は、1日の訪問の予定を組み、車、バイク、自転車で移動しながらまわります。エリアが広すぎるとその分移動に時間がかかり、1日に訪問できる件数が減ってしまいます。これは弊社の失敗談ですが、開設当初は新規の依頼があれば移動に40分かかるような場所でもあまり深く考えずに受けていました。しかし、移動に時間がかかりすぎて稼働率が悪くなることや、移動時間の増加によってスタッフが疲弊してしまうことが問題になりました。今は訪問エリアを限定しています。開設当初からエリアを限定しておくことをおすすめします。

　成功しているステーションは、これら3つの仕組みを取り入れ増収増益を続けています。これらは1つでも欠けると職員の離職や新規依頼が来なくなるなど、問題が顕在化しますから注意しましょう。

| 訪問看護ステーションのビジネスモデル |

看護師などが利用者の自宅におもむいて看護を提供する「訪問看護」を行う事業所である
訪問看護ステーションでは、介護報酬・診療報酬が収入の大部分を占めます。

ビジネスモデル

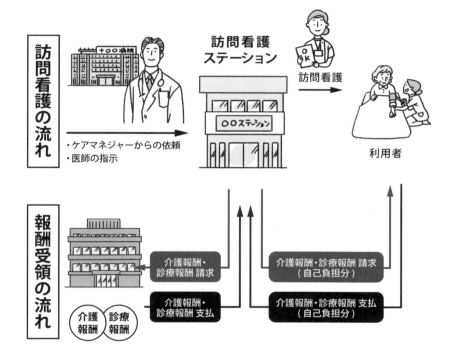

主たる収入の源泉

<例>
- **■介護報酬**　所要時間30分以上1時間未満の場合（訪問看護ステーション）
- **■医療報酬**　介護報酬：821単位≒8,210円（1単位＝10円以上）

※医療保険によるサービス提供の報酬額は、1日8,500円以上（**基本療養費 + 管理療養費**）

利益を出せる訪問看護ステーションが取り組んでいること

二極化が進む訪問看護ステーションの今

　訪問看護ステーションは、在宅で最期まで看取るための重要な拠点として、その重要度が増しています。一方で、近年は「スタッフのほとんどが理学療法士等のリハビリ専門職からなる訪問看護ステーション」が存在しています。重度者対応・医療的ケア・夜間や24時間の対応をほとんど行わず、「軽度者（主に要支援者）に対して日中にリハビリを提供する」という訪問看護ステーションです。

　そこで、これからは「24時間対応」や「重度者への対応」が、訪問看護ステーションの重要な対策になることが見えてきます。

　訪問看護ステーションとして着実な運営を行うには、収支と支出の見通しをよくしておくことです。訪問看護ステーションにとって医療保険と介護保険、双方からの支給は主な収入であり、一方、運営に必要な支出はステーションの家賃や人件費など、多岐にわたります。

　成功する訪問看護ステーションとなるためには、まずは収支計画書を策定しておくことです。特に開設時は収入よりも先に支出がくるため、収支計画書をつくることで金銭的な課題や推移が明らかになり、安心して運営をスタートさせられます。

　次ページは収支計画表のサンプルです。読者特典としてエクセルデータをプレゼントいたします。ダウンロード先は本書191ページに記載してあります。

「はまリハで使っている収支計画表」

■収支計画書（売上・利益計画）　2015年（1期目）

(単位：円)

月	項目	単価等	開業基礎	4	5	6	7	8	9	10	11	12	1	2	3	計
売上	売上高			95,000	237,500	475,000	712,500	950,000	1,045,000	1,187,500	1,425,000	1,662,500	1,900,000	2,137,500	2,375,000	12,996,000
	訪問看護収入			171,000	342,000	427,500	641,250	855,000	940,500	1,068,750	1,282,500	1,496,250	1,710,000	1,923,750	2,137,500	
	訪問スタッフ数	1		2	3	3	3	3	4	4	4	4	4	4	5	
	利用者数			2	5	10	15	20	22	25	30	35	40	45	50	299
	訪問件数			10	25	50	75	100	110	125	150	175	200	225	250	
	利用者単価	9,500														
	利用者負担金	10%		19,000	38,000	47,500	71,250	95,000	104,500	118,750	142,500	166,250	190,000	213,750	237,500	1,444,000
	販売管理費		2,639,088	1,547,016	1,547,016	1,547,016	1,547,016	1,547,016	1,952,016	1,952,016	1,952,016	1,952,016	1,957,016	1,957,016	2,207,016	21,664,192
	人件費合計		0	1,150,000	1,150,000	1,150,000	1,150,000	1,150,000	1,500,000	1,500,000	1,500,000	1,500,000	1,500,000	1,500,000	1,700,000	16,450,000
	採用費		0	100,000	100,000	100,000	100,000	100,000	100,000	100,000	100,000	100,000	100,000	100,000	100,000	1,200,000
	税理士顧問料		0	20,000	20,000	20,000	20,000	20,000	20,000	20,000	20,000	20,000	20,000	20,000	20,000	240,000
	社労士顧問料		0	20,000	20,000	20,000	20,000	20,000	20,000	20,000	20,000	20,000	20,000	20,000	20,000	240,000
	事務所家賃		435,720	92,016	92,016	92,016	92,016	92,016	92,016	92,016	92,016	92,016	92,016	92,016	92,016	1,104,192
	車両費 駐車場代(含む)		610,000	50,000	50,000	50,000	50,000	50,000	100,000	100,000	100,000	100,000	100,000	100,000	150,000	1,000,000
	消耗品費		50,000	50,000	50,000	50,000	50,000	50,000	50,000	50,000	50,000	25,000	50,000	50,000	50,000	600,000
	通信費		20,000	20,000	20,000	20,000	20,000	20,000	25,000	25,000	25,000	25,000	30,000	30,000	30,000	290,000
	広告宣伝費		300,000	10,000	10,000	10,000	10,000	10,000	10,000	10,000	10,000	10,000	10,000	10,000	10,000	120,000
	水道光熱費		10,000	30,000	30,000	30,000	30,000	30,000	30,000	30,000	30,000	30,000	30,000	30,000	30,000	360,000
	その他		1,183,368													
	保険料		30,000	5,000	5,000	5,000	5,000	5,000	5,000	5,000	5,000	5,000	5,000	5,000	5,000	60,000
	営業利益		-2,839,088	-1,452,016	-1,309,516	-1,072,016	-834,516	-597,016	-907,016	-764,516	-627,016	-289,516	-57,016	180,484	187,984	-7,461,692
	営業利益累計		-2,839,088	-4,091,104	-5,400,820	-6,472,836	-7,307,152	-7,904,168	-8,811,184	-9,575,700	-10,102,716	-10,392,232	-10,449,248	-10,268,764	-10,100,780	

	開業基礎	4	5	6	7	8	9	10	11	12	1	2	3
前月繰越		11,360,912	9,908,896	8,599,380	7,527,364	6,692,848	6,095,832	5,008,816	4,064,300	3,357,284	2,887,768	2,650,752	2,651,236
自己資金	2,000,000												
借入金	12,000,000												
借入金返済					-80,000	-80,000	-180,000	-180,000	-180,000	-180,000	-180,000	-180,000	-180,000
次月繰越	11,360,912	9,908,896	8,599,380	7,527,364	6,692,848	6,095,832	5,008,816	4,064,300	3,357,284	2,887,768	2,650,752	2,651,236	2,639,220

事業を多角化するには
順番を守ることが大事

一点集中で少しずつ手を広げる

事業を多角化する際は順番があります。

最も重要なことは、まず、一点集中で本業から安易に浮気をしないことです。そして、次に考えるべきは、新しい市場に挑戦するのか、同じ市場に新商品を投入するかの選択です。

新商品を頼みに新市場に挑むのはリスクが非常に高いですから、ぜひともこの順番は守ってください。

人は誰しも、初めてのことには時間がかかるものです。不慣れなために段取りも悪く、想定外のことも多く発生します。しかし、2回目になるとすでに一度経験していることですから、作業時間は短くなり、想定外のことにも落ち着いて対応できるようになっていきます。ちなみに多くの人が2店舗目、3店舗目を出したあたりで多角化を考え始め、安易に他の事業に手を出してしまいます。その結果、ほとんどは失敗しています。

新店舗を何度かオープンさせた経験と高揚感から、「俺は何でもうまくいく」と自分を過信し、介護事業をしているのに、カフェをオープンしたり、居酒屋を始めたりしてしまうのです。

10店舗くらいになるまでは、地道に同じことを繰り返して事業を安定させることが大切です。

| 多角化する際の方向性 |

製品

		既存	新規
市場	**既存**	**市場浸透** 既存の市場×既存の製品 購買数・購入金額・リピート率を 高める（既存製品の売上拡大）	**新商品開発** 既存の市場×新規の製品 関連商品や機能追加商品を販売 （既存顧客に新しい製品を売る）
	新規	**新市場開拓** 新規の市場×既存の製品 海外進出や、顧客ターゲットの変更を 行う（新規顧客に既存製品を売る）	**多角化** 新規の市場×新規の製品 新たな収益機会を得る （新規顧客に新しい製品を売る）

　規模が拡大すると、スタッフの融通が利くようになるので、スタッフの急な退職にも対応できるようになります。また、店舗が増えると物品や情報、スタッフの共有など、全体の効率がよくなることから利益率も高まります。

　まずは1点集中で地域ナンバーワンになり、陣取りゲームのように地域を拡大していくイメージで大きくしていけるとよいでしょう。

　そのために必要なのが事業計画書です。自らの思いを書き出して、整理することにより、行動すべきことがさらに明確になります。

　次ページに、事業計画書の見本を掲載しました。ぜひ参考にしてください。**この内容は、創業時の融資用として金融機関へ提出する書類としても利用できます。**読者の方には、読者特典としてダウンロードしていただけます。ダウンロード先は本書191ページをご覧ください。

｜事業計画書のサンプル｜

（スライド1：表紙）

横浜市信用保証協会御中

「リハビリ特化型訪問看護ステーション」

事　業　計　画　書

2015年1月

株式会社はまリハ

（スライド：要約サマリー）

「リハビリ特化型訪問看護ステーション」要約サマリー

タイトル	リハビリ特化型訪問看護ステーション
概要		
ソリューション	

事業概要	
事業目標	
初期投資・人員等	

事業の概要

ビジネスモデル（収益を上げる仕組み）

対象市場・ターゲット顧客・競合など

実施計画（予算とスケジュール）

1．事業の背景と目的

- **事業の背景**
  自身がこれまで、病院勤務で入院・外来・訪問でのリハビリテーションを経験し、退院後の在宅生活を支援するサービスがまだまだ足りないことを痛感しました。病院を退院した後に、きちんとしたリハビリを受けることができない「リハビリ難民」により寝たきりや介護負担の増大を招いている現状があります。
  この現状を打破するためには、自宅に帰った後も適切なリハビリを受けられる体制を整え、安心して住み慣れた地域で長期まで生活できるようにしていく必要があります。そのために、訪問看護ステーションを開設し、地域に貢献していきたいと考えた所存です。

- **事業の使命・理念・目的**
  「誰もが住み慣れた地域で生き生きと生活することを支援する」こと
  一人でも多くの利用者のQOLの向上に努め、社会参加のきっかけを作ります。生きがいを見つけられるように支援していきます。

2．事業の内容

- **事業概要**
  【訪問看護・訪問リハビリ】
  病気や障害を持った人が住み慣れた地域やご家庭で、その人らしく療養生活を送れるように、理学療法士・看護師等がリハビリテーション及び看護ケアを提供し、自立への援助を促し、療養生活を支援するサービスを提供する。

- **商品・サービスの説明**
  訪問看護ステーションから専門の理学療法士・看護師等が利用者様のご家庭を訪問し、病状や療養生活をリハビリテーション・看護の専門家の目で見守り、適切な判断に基づいてケアプランアドバイスで、24時間365日対応し、在宅での療養を送れるサービスを提供する。また、医師や関係機関と連携をとり、さまざまな在宅ケアサービスの使い方を提案する。

- **ターゲット顧客の説明**
  脳卒中や骨折により入院生活を余儀なくされた高齢者が、退院後に在宅生活に不安を抱えているため、自宅等で安心して日常生活を過ごすことができるようにリハビリテーションを提供する。病院でのリハビリテーションは充実しているものの、在宅でのリハビリテーションはデザービスの機械でのトレーニングが中心となっており、満足していない利用者が多い結果となっている。そこで訪問にて一人ひとりに合ったオーダーメードの個別の運動メニューを提供し、顧客満足度が高いサービスとなると考えています。

3．市場環境

- **ターゲット市場の規模・特徴**
  日本は現在65歳以上の高齢者が約3,000万人であるが、2025年には約3,600万人を越え、特に75歳以上の年齢の増加が著しい。その中で要介護（要支援）認定者は、2009年の469万人から2025年には755万人と約1.6倍に増加が見込まれている。本横浜市の旭区は、高齢者人口が60,847人で総人口の24.2%、隣接する緑区は、高齢者人口が34,523人で総人口の19.4%を占める。

- **ターゲット市場における競合状況**
  現在、訪問看護ステーションが全国で7,474軒あり、神奈川県は471軒となっている。その中で、開設予定地域の近隣の拠点同士はほぼ3キロ圏内に5事業所程、競合他社のステーションが存在する。どの事業所も小規模事業所が多く、横浜旭中央総合病院は、500床を越える病床数を持つ病院であり地域の拠点病院となっている。

- **ターゲット市場の今後の展望**
  我が国の75歳以上人口の割合は現在10人に1人の割合であるが、2030年に5人に1人、2055年には4人に1人になると推計されている。その中で要介護（要支援）認定者は、2009年の469万人から2025年には755万人と約1.6倍に増加が見込まれている。

4．競合優位性

- **当社の優位性について**
  ① リハビリ特化型訪問看護ステーションのためリハビリの専門家である、理学療法士・作業療法士・言語聴覚士による個別のリハビリテーションを利用者の自宅で提供することが出来る。
  ② マンションの管理会社との提携により、住宅改修などの低価格での提案、また環境面も含めたリハビリを支援していくことが出来る。
  ③ 開設地域周辺の若葉台、藤が丘は集合住宅群であるため、狭いエリアで集中的に営業活動が可能である。
  ④ 病院でのリハビリテーション・看護ケア経験者の専門家集団であり、急な悪化から自宅に退院するまでの治療・看護の経過を理解している。また、急変などの対応の経験も豊富であり、一人一人の利用者に対応したリスク管理が出来るので、ご家族を含めて安心を提供することができる。
  ⑤ フットケアに力を入れており、リハビリ職種、看護師共に一定の研修を受講しており、向上したサービスにより、利用者の生活での転倒リスクを減少させるケアを提供出来る。
  ⑥ リハビリ職種、看護師共に臨床経験が5年目以上であり、一人ひとりの利用者に柔軟に対応する能力を有している。

実際の事業計画書に記載した内容（目次）を読者の方にプレゼントします。ダウンロード先は本書191ページにあります。

訪問看護ステーションで起業するには？

異業種からの新規参入も
十分可能な業界

謙虚にビジネスに徹するのが大切

　異業種から参入する場合でも、謙虚にビジネスに徹して軌道に乗せることができれば、拡大するのも早いでしょう。

　私は理学療法士として病院勤務の経験があったため、患者さんの特徴をつかんだり、在宅の利用者さんの状況を把握したり、ケアマネジャーさんから依頼をもらったりと、具体的な実務についての理解は早くできました。もちろん、さまざまな課題もありましたが、起業のきっかけとなった「住み慣れた場所で最期まで暮らせるように支援したい」という強い気持ちが、大きな支えとなりました。

　こう書くと、看護師やリハビリ職の人たちが起業したほうがスムーズにいきそうに思われるかもしれません。しかし、実際には、思いや理想が強すぎて苦労しているステーションが少なくありません。

　企業の成長段階に応じて、社長はやるべきことを変化させていく必要があります。熱い思いを持った人を管理者として採用すれば、自分は経営に専念することもできます。

　また、異業種で本業がうまくいっていることから、新たに介護事業への参入を決めたという場合はよいですが、本業がうまくいっていないのに、「介護業界は社会的に注目されているから」という理由だけで参入すると、痛い目を見ることになります。どの業界でもうまくいく会社とうまくいかない会社があります。まずは、実際に運営してい

る経営者の方たちにリサーチし、現状について聞いてみることをおすすめします。

新規参入は容易だが、事業の継続は難しい

　日本は世界でも類を見ない高齢化社会であり、人生百年時代が目前に迫っています。

　2025年には団塊世代がすべて75歳以上の後期高齢者となり、2040年には団塊ジュニア世代が65歳以上の前期高齢者になります。日本の高齢者人口は増加する一方です。こうした現実を背景に、政府は病院だけに依存するのではなく、介護施設や在宅医療を充実させ、入院が必要な人以外は在宅で医療を受けられる仕組みをつくるようにと政策の転換を図っています。今後、在宅での医療支援サービスへのニーズはさらに高まっていくでしょう。

　その中で注目を集めているのが訪問看護です。現在は、有望なビジネスチャンスととらえる経営者も増加しており、医療や介護関係の法人だけでなく、人材派遣業など今まで医療・看護分野に関係の薄かった異業種からの参入も増える傾向にあります。

　厚生労働省の2017（平成29）年調査では、訪問看護事業者数は2012（平成24）年から5年で1.5倍に増加し、利用者も同様に増えています。とはいっても、未来のある事業と思って新規参入したにもかかわらず、業績不振で廃業を余儀なくされる事業所も多く、それは結局、利益を出し続けられる事業所が少ないということでもあります。

どの業種からの参入でも看護師の確保は最重要

　利益を出し続けられる事業所が少ない理由の1つは、看護師をはじめとして、理学療法士、保健師など、訪問看護事業所で働きたいという人材を確保できないことです。特に厚生省令で決められた「保健師、

看護師、准看護師が常勤換算で2.5人以上」を守れないと、訪問看護ビジネスは成立しません。訪問看護事業の開業時には必ず常勤換算で2.5人の看護師等を配置することが必要条件であり、小さな訪問看護ステーションの場合、管理者も含め全員が看護師、准看護師または保健師である必要があります。

　看護師確保についてですが、募集をしてもなかなか応募がありません。看護師の数が全体的に不足気味で、特に訪問看護の分野は集まりにくく、もちろん看護師なら誰でもいいわけでもありません。人間性や技術、ステーション内外との連携など、信頼できる看護師を確保することが、事業立ち上げの成否を決めるといえます。もし人材が揃わないといった場合には、事業開始までに十分に時間をかけて、人員の確保に努めることです。

｜ 指定訪問看護ステーション数（全国）｜

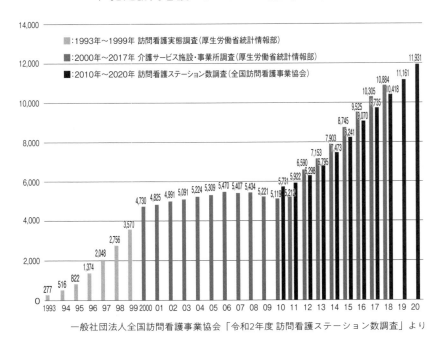

一般社団法人全国訪問看護事業協会「令和2年度 訪問看護ステーション数調査」より

訪問看護ステーションで
起業するリスクには、
どんなものがある？

制度上の決まりがリスクになりうる

訪問看護ステーションを起業する上でのリスクは3つあります。

訪問看護ステーションの起業リスク
1. 人員基準があること
2. 売上は2カ月遅れであること
3. 保険制度に依存していること

1つずつ見てみましょう。

1）人員基準があること

前にも述べましたが、訪問看護ステーションには、常勤換算で2.5人の看護師を配置する必要があるという人員基準があります。人に依存したビジネスであり、労働集約型のビジネスのリスクがあります。起業当初は余剰人員を雇用することは難しいため、ここが最も重要なクリアすべきポイントといえます。

| 訪問看護の基準 |

	基準項目	指定訪問看護ステーション	病院又は診療所である 指定訪問看護事業所※
人員に関する基準	看護師等の員数	・保健師、看護師又は准看護師（看護職員）常勤換算で2.5以上となる員数 うち1名は常勤 ・理学療法士、作業療法士又は言語聴覚士 指定訪問看護ステーションの実情に応じた 適当数	・指定訪問看護の提供にあたる看護職員を 適当数
	管理者	・専従かつ常勤の保健師又は看護師であって、適切な指定訪問看護を行うために必要な知識 及び技能を有する者	―

基準項目	指定訪問看護ステーション	病院又は診療所である 指定訪問看護事業所※
設備に関する基準	・事業の運営を行うために必要な広さを有する 専用の事務室 ・指定訪問看護の提供に必要な設備及び備品等	・事業の運営を行うために必要な広さを 有する専ら事業の用に供する区画 ・指定訪問看護の提供に必要な設備及び備品

※ 介護保険のみ。

社会保障審議会（介護給付費分科会資料）「訪問看護資料」より

2）売上は2カ月遅れであること

　訪問看護ステーションは、介護保険、医療保険などの保険制度を利用してサービスの提供を行います。国民健康保険団体連合会に毎月10日までに保険請求したものが売上となりますが、例えば4月の売上は、5月10日までに請求し、6月25日に振込まれます。つまり、4月の売上が回収できるのは、2カ月後の6月末です。それまでにも職員の給与、家賃などの必要経費は出ていきますから、起業当初は資金繰りが特に重要になります。

｜ 請求業務のスケジュール ｜

	サービス提供 —前月—	サービス提供 —当月—	サービス提供 —翌月—	サービス提供 —翌々月—
		サービス提供月	請求期間 10日まで	支払い受取月
居宅介護支援事業所	20日 翌月のサービス提供票作成送付	10日	10日 実績の受取	26日前後 国保連合会より支払受取
両事業所共通			帳票類の作成	1日前後 審査結果の通知
サービス提供事業所		サービス提供票の収集と確認 利用予定表の作成	実績の受取	※磁気媒体、紙請求は20日前後

上の図は介護保険サービスの請求と受取のタイミングを示したもの。居宅介護支援事業所とは、介護プランをつくるケアマネジャーが常駐している事業所をいう。サービス提供事業所は、ケアマネジャーの作成したサービス提供票に基づいて実際の介護サービスを行う。サービス終了後、実績を居宅介護支援事業所へ報告し、それぞれサービス提供翌月の10日までに請求を行う。国保連合会は両社の請求を突き合わせし、翌々月の26日前後に支払いを行う。

3) 保険制度に依存していること

　介護保険は3年、医療保険は2年に1回報酬改定があります。それにより報酬が変動したり、サービスの提供方法に変更が生じたりします。確実に売上を回収できるというメリットがある反面、保険制度の変化に対応する必要があり、これは自社ではコントロールができないリスクといえます。

保険制度と訪問看護ステーションへの支払いの仕組み

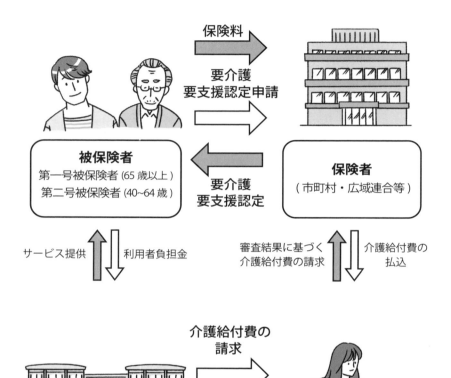

保険料

要介護
要支援認定申請

被保険者
第一号被保険者 (65 歳以上)
第二号被保険者 (40~64 歳)

要介護
要支援認定

保険者
(市町村・広域連合等)

サービス提供　利用者負担金

審査結果に基づく
介護給付費の請求　介護給付費の
払込

介護給付費の
請求

介護給付費の
支払

居宅サービス事業所等・
介護保険施設

国保連合会
(審査支払機関)

福岡県国民健康保険団体連合会のホームページを参考に作成

訪問看護ステーションで
起業するメリットは?

売上の見込みが立ちやすいビジネス

　訪問看護ステーションの起業については、次のような3つのメリットがあります。

> **訪問看護ステーションで起業するメリット**
>
> １．保険制度を利用するので売上の回収がしやすい
> ２．ストック型ビジネスであること
> ３．地域医療に貢献できる社会的意義が高いビジネスであること

　それぞれ紹介します。

1) 保険制度を利用するので売上の回収がしやすい

　介護事業とは、国に認定された要支援・要介護者に対し、定められた資格を有した者が必要なサービスを行い、利用者から1割（2割・3割）、介護保険から9割の割合でお金を受け取る事業です。9割が介護保険から支払われるということは、売掛金のほとんどが税金や介護保険料ということになりますから、非常に安定した入金先といえます。

　ちなみに、介護保険の財源は、税金50％（国25％、都道府県12.5％、市町村12.5％）＋40歳以上の被保険者から徴収した介護保険料50％となっています。

通常のビジネスとは違って、代金回収ができないといったリスクが低いことは大きなメリットでしょう。

もちろん、公金であるがゆえに、コンプライアンスに関しての目は厳しいです。

2）ストック型ビジネスであること

利用者さんのもとへの訪問数に応じて売上が上がるストック型ビジネスであり、毎月安定した売上が見込めます。もちろん、利用者さんの体調によって入院やお亡くなりになるといったこともありますが、基本的に月初にはその月の売上が見込めます。

3）地域医療に貢献できる社会的意義が高いビジネスであること

高齢化が進んでいく中で、地域における訪問看護ステーションの必要性が高まっています。国の施策でもある地域包括ケアシステムの中核を担う役割が求められ、社会的意義が高いのも魅力です。

｜ 一般事業と介護事業の主な違い ｜

項目	一般事業	介護事業
1．売上構成	すべてがお客様負担	1割：お客様　9割：介護保険
2．お客様構成	法に触れなければ無制限	要支援・要介護等認定者
3．集客方法	自社での販促等	ケアマネからの紹介が主
4．目的	会社の理念に基づく	自立した日常生活を送れるようにすること
5．人材	法に触れなければ無制限	指定されている有資格者

介護保険の総費用は2000（平成12）年度には3.6兆円ほどでしたが、2013（平成25）年度には9.4兆円に達しました。2025（令和7）年度には21兆円にまで膨らむと予想されています。訪問看護事業の規模も同様に拡大すると予想されます。

開業の準備 1-1
事業所の理念を決めよう

企業の考え方の基本となる理念は最重要

　組織はすべての従業員のマネジメントを行うための基本として、理念を決める必要があります。理念は単なる飾りではなく、「自分たちがどういう価値観を持ち、どんな存在理由のもと、どんな目的をもって進んでいくか」を表現したものです。つまり、理念とは組織の考え方そのもので、全従業員が意思決定や行動する際の基準となるものといえます。訪問看護ステーションでは各スタッフがそれぞれの利用者宅を1〜2人で訪問します。各スタッフが違う思いでケアをすれば、利用者に迷惑がかかる可能性もありますし、現場でスタッフ同士のすれ違いが起きる可能性もあります。だからこそ訪問看護ステーションで働くスタッフには、理念の必要性を理解してもらうことが大切です。

　訪問看護ステーションの企業理念には、ステーションのあるべき姿を明確に示しましょう。また、社訓、運営方針、行動指針などとも連携し、これらに沿って組織全体や職員の行動を規定するのはもちろん、それに基づいて目的も設定します。

　理念の中心となるのは「利用者と向き合う姿勢」「社会と向き合う姿勢」「組織内で（職員同士）向き合う姿勢」の3つが一般的です。できるだけ経営者と管理者、スタッフ全員で一緒に考えて作成しましょう。それによって各人に「ステーションの成長のために頑張ろう」という思いと、"自分たちのステーション"という自覚が生まれます。

開業の準備 1-2
事業戦略を決める

安定経営を実現するための作戦を考える

　事業戦略とは「事業の継続に必要な安定的な経営を実現するための作戦」といえます。訪問看護ステーションは、他の介護事業と違い、比較的少ない人数で開設できますが、1人の訪問看護師が対応できる人数には限りがあります。そのため、訪問看護ステーションで対処できる利用者数と、1人の利用者から得られる介護報酬の額が重要になります。1人の利用者からの報酬額を上げようとすると、訪問時間を長くするか、ケアの加算をもらう形になります。しかし、訪問看護サービスは一般のサービスのように売り込むものではなく、必要な人に適切に提供するものですから、考え方が少し違います。

　そこで重要になるのが、多くの事業所の中から自分たちを選んでもらえる要因となるような、“特色”を生み出すこと。いわゆる「差別化」です。これは一般の会社でも行われていることで、競合他社にない商品・サービスを提供している企業は、経営も安定しています。

　例えば、重度の難病を扱うのも1つの方法です。難病はケアが難しいですが、そういった利用者に積極的に取り組むことで、他の訪問看護ステーションとの差別化が図れます。それにより、加算や訪問の時間を増やすことができれば、少人数の利用者でも成功できる可能性が生まれます。このように、他の事業所との差別化を図ることはとても大切な戦略になります。

開業の準備 1-3
開所する地域を決める

確実にニーズがある地域を選ぶ

　訪問看護ステーションを開設する際は、最初に開設の目的や方針を明確にしておく必要があります。もちろん、地域に根差した訪問看護を行うために、その地域の特性が反映されたものであることが重要です。

　事業の目的や提供するサービスを決めたら、開設を目指す地域で本当に集客が見込めるかどうか、仔細に検討して、どこに開設するかを決定します。重要なのは、提供しようとしている訪問看護サービスの質と量が、利用者のほしいと思っているニーズに対応しているかどうか。この点をリサーチします。

　まず開設候補地域にある既設の訪問看護ステーションの数や規模、病院や診療所などの医療機関の数、福祉サービスの供給量などを調べ、新設の事業所のニーズがどの辺りにあるのかを把握しておきます。次に、開設した際に見込める利用者の数やどのような訪問看護を提供すべきか、連携先の医療機関はどこにするかなどを検討します。

　これらのさまざまな情報から開設するエリアを最終的に決定し、その後、提供するサービス内容の検討と方向性をもう一度検討して決めます。

法人を設立する

指定を受けた法人のみが開業できる

　訪問看護ステーションは、都道府県知事（または指定都市・中核市市長）から「指定居宅サービス事業者（訪問看護）」の指定を受けた法人が、事業者として開設することができます。この法人とは具体的に、地方公共団体、医療法人、社会福祉法人、医師会、看護協会、NPO法人、営利法人（会社等）を指します。

　介護事業者の指定を取得することによって「指定事業者（所）」になると、ケアプランに基づき介護サービスを提供した後に、介護報酬を請求することができるようになります。

　この指定は、原則個人では受けることができず、法人しか受けられません。したがって、訪問看護・通所介護・居宅介護支援・訪問介護など介護保険から給付を受ける介護事業者は、原則として法人格を取得する必要があります。

　医療法人、NPO法人、営利法人など、それぞれの法人の形態は、設立方法や責任の範囲、設立にかかる期間、費用などが異なるため、どの形態で設立するかは最初によく検討しましょう。また、**すでに法人格を持っている場合、法人の組織や活動などを定めた定款に関連する記載がない場合は、定款や寄付行為の変更手続きを行います。**事業目的に「訪問看護事業」を行う旨の記載を付記して変更登記を行えばよいでしょう。

開業の準備 III
都道府県との事前協議

都道府県等の介護保険担当部署担当者との面談

　訪問看護ステーションの開設には、自治体での事前協議が必要です。具体的には都道府県の介護保険担当部署や老人保健担当の担当者に面談を申し込んで訪問します。**その際は開設計画等を準備し、訪問看護ステーションを開設する意向があることや、開設場所、訪問看護事業の目的、開業の理念や運営方法などの説明をします。**この事前協議では、開業の申請手続きに必要な情報を得ることも目的となります。

　また、指定都市や中核都市以外の地域で開設する場合は、都道府県知事の指定を受ける必要があり、担当者との事前面談が必要です。

　事前協議で注意したいのは、「案」として作成した資料と、事前協議の結果、修正決定した資料は区別して保管したり、関係者に配布したりしておくことです。指定申請は、都道府県等の介護保険担当者に申請書一式を提出します。なお、訪問看護ステーションとして指定を受けるには以下の要件を満たしていることが必要です。

｜ 訪問看護ステーションとして指定を受けるために必要な要件 ｜

法人格を有する団体であること
訪問看護の提供にあたる従業員の人員基準を満たしていること
専用の事務所を設け、必要な設備・備品を備えること
運営基準に従って適切な運営ができること
介護保険の出張所も含めた事業所ごとに申請を行うこと

開業の準備 Ⅳ
必要な資金を工面する

設備資金と運営資金の確保が必須

　　訪問看護ステーションを開設するにあたっては、設備資金と運営資金の確保が不可欠です。設備資金とは開業時の家賃や敷金、保証金、自動車や自転車などの車両、そして事務機器などの備品を購入するために必要な資金です。一方、運転資金は主に給与をはじめ、社会保険や福利厚生費などの人件費、および家賃などに使われます。

　　なお、開業しても、最初の売上が入金されるのは3カ月後以降です。そのため開業時には、3〜5カ月分の人件費や家賃を支払えるよう資金を確保しておくことが必須です。自己資金だけで必要額を準備できない場合は、日本政策金融公庫などを利用した低金利融資制度や雇用対策の資金の活用を検討しましょう。

　　訪問看護ステーションの指定申請に提出する事業計画書の内容は、経営方針や経営プラン、事業内容、資金計画、サービス計画などの1年ごとの単年度計画、並びに3〜5年の中長期経営計画などですが、**この事業計画書は、開業資金の調達時に融資を受ける際にも提出を求められます。そのため説得力のある内容にすることが必要です。**

　　また、訪問看護を始めてからは、月に何件訪問できるかで収入が決まりますから、計画段階で具体的な収支を考えましょう。新規でステーションを立ち上げる場合、初めから十分な利用者を獲得することは困難です。少しずつ利用者を増やしていくような計画を立てましょう。

開業の準備 V
ステーションの立ち上げ準備

事務所の確保と必要な備品を準備

　訪問看護ステーションの開設には、さまざまなものを揃えなければなりません。まず、事業所として必要最低限の広さがある事務所が必要です。そして、利用者や家族等と面談を行う場合があるため、パーテーションや別室を用意するなど、プライバシーに配慮した構造にすることも大切です。

　事務備品として必要なのは、デスク、会議用デスク、椅子、パソコンやプリンター、他に電話器やFAXなどです。新規立ち上げの場合、自宅やワンルームマンションでスタートすることが多いのですが、自宅であってもこれらの事務用品は必要です。

　加えて、ケアに使う消毒液や脱脂綿、石けんや消毒液など感染予防に関する備品、体温計、血圧計、血液検査機器などの医療機器、緊急時の吸引器等の医療機器も揃えます。電子カルテと記録用のタブレット端末もあると便利です。

　職員が利用者宅を訪問するのに自転車や自動車も使うことが想定される場合は、それらの費用も必要になります。

　事務所を指定申請する際は、事務所内部の写真が必要になりますから、申請までに事務所の備品を整えて撮影しましょう。

　なお、詳細な「訪問看護立ち上げ工程表」を読者プレゼントします。191ページをご覧ください。

開業にあたっての
各種の申請の
ポイント

申請書類を提出し、都道府県から指定を受ける

　訪問看護ステーションとして都道府県等から指定を受けるためには、各種書類の提出が必要です。訪問看護事業の指定は、介護保険法に基づく都道府県知事または指定都市・中核市市長による居宅介護サービス事業者および介護予防サービス事業者としての指定と、健康保険法に基づく地方厚生（支）局長による訪問看護事業者としての指定があります。

　また介護報酬で定める届出事項（加算体制等）、サービス計画策定・支給限度額管理上で必要となる事項を都道府県等に届け出ます。健康保険法における届出事項（加算体制等）は地方厚生（支）局長に対して届出を行います。

　次に業務管理体制の届出をします。法令遵守の義務の履行を制度的に確保し、指定取消につながるような不正行為を防止するとともに、利用者の保護と介護事業運営の適正化を図るため、業務管理体制の整備が義務付けられています。

　必要書類や申請の手引きなどは、各都道府県等のWEBサイトで確認でき、またダウンロードすることが可能です。

　開設に際しては、事業計画書だけでなく、さまざまな書類があり、「訪問看護サービスの提供や事業運営に必要な書類」と「事業運営に必要な規程」があります。

書類の用意以外に、賠償責任保険の加入を

「事業運営に必要な書類」は、サービスに関する管理記録や自治体との連絡調整に関する記録、利用者との契約に関する書類、訪問看護の提供や事業運営に必要な書類、指定訪問看護に関する書類、会計経理に関する記録、設備備品に関する記録など。さらに事務所のパンフレットやサービス提供に必要なマニュアルも事業運営に必要なので、用意しておいたほうがいいでしょう。

組織諸規程や人事諸規程、業務諸規程など、「事業運営に必要な規程」として用意すべき書類はとても多く、どの書類も重要なものなので、管理担当者や記録方法、管理方法などを最初から決めておきましょう。

なお書類ではありませんが、**訪問看護を提供する際、利用者、利用者の家族などに損害を与えた場合は、訪問看護事業者に損害への賠償責任が発生します。**訪問看護の現場では、ベッドから車椅子への移乗時の転倒や、食事介助中に激しくむせ込んで誤嚥を起こすなど、細心の注意をしていても事故を完全には防げません。このような不測の事態に備え、法律上の賠償責任で足りない部分を補償するため、賠償責任保険への加入が義務付けられているのです。

| 訪問看護ステーションとして指定を受けるために必要な各種書類 |

【申請書】	
・指定居宅サービス事業者（所）指定申請書	

【付表】	
・訪問看護・介護予防訪問看護事業所の指定にかかわる記載事項	
・訪問看護・介護予防訪問看護事業を事業所所在地以外の場所で一部実施する場合の記載事項	

【添付書類】	
・申請者（開設者）の定款または寄付行為の写し	
・登記事項証明書（3カ月以内のもの）	
・従業者の勤務体制および勤務形態一覧表	
・資格が必要な職種の資格証明書	
・組織体系図	
・就業規則	
・雇用（予定）証明書	
・管理者経歴書	
・管理者の資格証の写し	
・事業所の平面図	
・事業所の写真（外観・内観）	
・事業所の案内地図	
・備品一覧表	
・土地・建物の賃貸貸借契約書等の写し（事業所が賃貸である場合）	
・運営規定	
・財産目録	
・事業計画書	
・収支予算書	
・決算書	
・利用者の苦情処理を講ずる措置の概要	
・損害賠償保険証の写し	
・病院・診療所・薬局・特養の使用許可証の写し	
・契約書・重要事項説明書	
・欠格事由に該当していない旨の誓約書	
・関係法令を遵守する旨の契約書	
・管理者等一覧表	
・介護保険給付費算定に係る体制等に関する届出書	
・介護保険給付費算定に係る体制等状況一覧表	

いよいよオープン！
開所当日の流れ

看護師の確保が最優先課題

　前にも述べましたが、訪問看護ステーション開業で最も重要なのは、看護師の確保です。訪問看護ステーションの数が多く、ただでさえ看護師不足が叫ばれる中、看護師は取り合いの様相を呈しています。よりよい条件で看護師を確保しようとすると、人件費が経営を圧迫する可能性もあるため、資金繰りの工夫も重要です。

　訪問看護事業の収入が得られるのは、開業後3カ月以降になります。その間の無収入の間も人件費や家賃などの経費は必要ですから、これも繰り返しになりますが、少なくとも開業後3カ月分の運転資金は確保しておきましょう。

　さらに24時間対応が可能かどうかも、訪問看護ステーション開業時にしっかり検討すべきことです。介護保険法は改正が多く、場合によっては報酬が減額される可能性もあります。加えて介護サービスに24時間体制を求める声も多く、これに応えて24時間体制を導入する訪問看護ステーションも増えています。したがって利用者のニーズに対応するためにも、報酬確保のためにも、24時間体制をとるかどうかを開業時に考えておくことをおすすめします。

　また、開業にあたっては、新しくできる自分たちの訪問看護ステーションの存在を広く知らせるために、周辺地域や利用者に向けてPRする必要があります。PRの際は存在を周知させるだけでなく、自身

の訪問看護サービスの具体的な内容、営業時間やサービス、利用料は
もちろんのこと、ステーションの名称や住所、電話番号、勤務する看
護師の氏名、スタッフ数、24時間対応等、特長を積極的に提示する
ようにします。

開所式で地域に存在感を示す

　開所当日はぜひ開所式を行いましょう。開所式の目的は訪問看護ス
テーションのオープンセレモニーとして、地域の方や関連関係者を招
いてPRすることです。これにより、関係機関に訪問看護ステーショ
ンの名称を知ってもらえるだけでなく、訪問看護ステーションの内容
や必要性の理解、管理者やスタッフの顔を覚えてもらえる機会にもな
ります。

　会場はオープンセレモニーにふさわしい場所を選び、日程・時間等
招待者に合わせて準備します。招待者は、その地域で訪問看護ステー
ションを運営していく上で大事な方々です。具体的には、地域住民、
市長、医師会長、施設関係者、行政関係者、関連企業などになります。

　なお開所式ではステーションの見学も行いましょう。それができな
い場合はビデオやスライ
ドを準備し、スタッフの
紹介、今後ステーション
として目指すものなどを
アピールします。

　できれば、常にステー
ションを思い出してもら
えるような記念品を用意
し、来てくださった方に
お渡しするといいでしょ
う。

**訪問看護サービスの
PRパンフレット例**

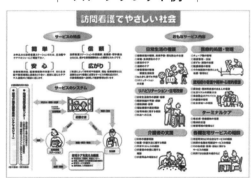

公益財団法人 日本訪問看護財団監修『新版 訪問看護
ステーション開設・運営・評価マニュアル 第3版』より

訪問看護ステーションの運営マニュアル

第5章

訪問看護ステーションの
1日の動きを知っておこう

訪問看護師の1日のスケジュール

　一般的な訪問看護師の1日の動きを、勤務時間や訪問件数などとあわせて見てみましょう。

　訪問看護師のスケジュールは、働いている訪問看護ステーションや担当している訪問先、地域などによって多少の違いがあります。ここでは私たちの訪問看護ステーションのケースをもとに、平均的なスケジュールを紹介します。なお、週ごとにおおまかな訪問先が決まっている場合と、新規の訪問先へ行くことが多い場合とでは、動き方や時間配分などが変わります。

| 訪問看護師の1日のスケジュール |

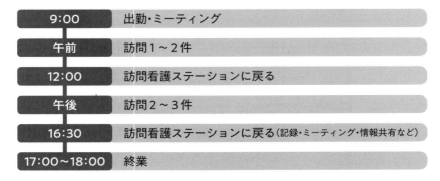

9:00	出勤・ミーティング
午前	訪問1～2件
12:00	訪問看護ステーションに戻る
午後	訪問2～3件
16:30	訪問看護ステーションに戻る（記録・ミーティング・情報共有など）
17:00～18:00	終業

朝のミーティングで
申し送りや情報を共有

朝のミーティングでスタッフ同士情報を共有

　朝、訪問看護ステーションに出勤したら、まず前日の夜に届いたメールやFAXなどを確認します。これらの内容は状況に応じて、その後に行う朝のミーティングで他のスタッフと情報共有したり、申し送りをしたりします。

　スタッフ全員が揃ったところで、全員、またはチームごとに分かれてミーティングを行います。その内容は、新規利用者の紹介や、1日のスケジュールの確認、前回訪問した担当者からの申し送り、メールやFAXで情報共有しておきたいことなど、さまざまです。

密な情報共有が利用者の満足度に貢献する

　ポイントは、スタッフ同士の情報共有が訪問看護ステーション全体の業務効率をアップさせるだけでなく、利用者の満足度もアップさせるという視点です。

　特に少人数で回しているステーションの場合、人員に余裕があることはまれですから、みんなでなんとかやりくりしながら日々の業務にあたっていると思います。訪問先ですべき看護内容だけでなく、利用者に対して注意すべき点や、利用者がこだわっていること、作業の順番、好みなど、細かい部分も共有しておくことで、利用者は安心して

看護を受けられます。

　利用者の満足度が上がれば、看護の現場もスムーズに対応できますし、スタッフのモチベーションアップにもなります。また、利用者本人やご家族からのよい評価が口コミとなれば、訪問看護ステーションとしての評判も上がり、経営面でもプラスに作用します。

　なお、午前中の時間を効率よく使うためにも、朝のミーティングは集中して、手短にすませるようにしましょう。ミーティングの開始時間や終了時間をスケジュール化し、話すべきことや内容について、ざっくりとしたルールを決めておけば、無駄な時間が増えることもなく、価値のあるミーティングになると思います。

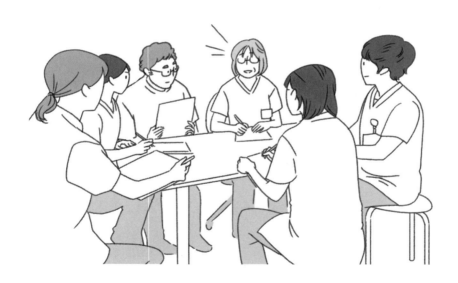

利用者宅を訪問する
準備を整える

申し送りの徹底と確実な準備を

　朝のミーティングが終わったら、早速訪問のための準備に取りかかります。お昼で一度戻ってくるのか、夕方まで出たままなのかによって、必要なものや持って行くものも変わります。その日の自分のスケジュールをチェックし、訪問先で行う看護内容や、必要な処置に合わせて持ち物を確認しましょう。

　病院であれば、何か不足のものがあってもすぐにナースステーションに取りに行けますが、訪問看護ステーションではそう簡単に戻れません。忘れ物を取りに戻ったりすると、次の利用者に迷惑をかけてしまう場合もあります。そうしたミスがないように準備しましょう。

　また、訪問先では事前に想定していないようなアクシデントが起こる場合もあります。訪問スケジュールを組むときは、看護や移動時間に余裕を持たせておくと安心です。

　なお、在宅看護ではおむつやガーゼといった備品類は、利用者が購入しておいたものを使用します。たいていは、**いざというときのために訪問看護ステーションのストックを持参していると思いますが、これらを使うとその分だけ経費が持ち出しになります。そうしたコスト意識もスタッフ間で共有しておいたほうがいいと思います。**

　準備ができたら、午前中の訪問に出発です。利用者の家や介護施設まで、自転車や車で移動します。

利用者の自宅や施設へ向かう 1日3〜5件の訪問が目安

訪問先での仕事の流れを見てみよう

　訪問看護ステーションを出発した訪問看護師は、午前中に1〜2件、午後2〜3件を目安に利用者のもとを訪問しています。訪問手段は、自動車や自転車、近くであれば徒歩で向かうこともあります。訪問看護師は、実際の訪問先でどんなことをしているのでしょうか？　私たちの会社の場合をモデルに紹介してみたいと思います。

①まずは明るいあいさつから！

　訪問先に着いたら、まずは玄関先でごあいさつ。
「おはようございます。はまリハ訪問看護ステーションの臼居です！」
　耳の遠い方でもちゃんと聞こえるように、明るくあいさつをしてからお邪魔します。ただし、利用者やご家族の状況によっては、声の大きさは控えめのほうがいい場合もありますので、臨機応変に対応しましょう。

②手を洗い、必要な物品を準備

　感染予防の基本である手洗いは、医療機関でも在宅でも同じです。「洗面所をお借りします」とお声がけしてから、手を洗います。その後、タオルや衛生用品、処置の器具、材料など、利用者のケアに合わせて必要な物品を用意します。タオルなどは、基本的にその方の自宅

にあるものを使用します。

　物品は利用者が購入、金銭負担するものもあるので、使い方には気を配り、場合によっては確認してから使うとよいでしょう。

③生活状況も含めた全身のチェック

　利用者やご家族から体調、生活状況についてお話しを聞いたり、体温や血圧、脈拍など、いわゆるバイタルサインをチェックしたりします。話を聞くときは、できるだけ利用者がリラックスして話せる環境づくりを心がけましょう。「このところ暑くて食事が進まない」「最近便秘気味で」「何となくだるい……」など、ちょっとした不調や体の変化も気兼ねなく話してもらえれば、適切なケアが行いやすくなります。

　また、症状が悪くなっていないか、褥瘡（床ずれ）の兆候がないかどうかなど、体のチェックもしっかり行います。それから、利用者だけでなく、自宅で利用者の面倒を見ているご家族のケアも、訪問看護師の大切な役割です。特に、介護疲れなどのメンタル面の不調が出ていないか、チェックを欠かさないようします。なかなか言葉にして話してくれなくても、いつもは部屋が片づいているのに、散らかったままになっているとか、欠かさずにやっているはずの趣味に手をつけた形跡がないといった場合は、メンタルのケアについて考えたほうがよいでしょう。

④利用者のために必要な処置やケアを行う

　利用者の症状や状態に応じて、訪問看護師は幅広い内容の処置やケアを行います。その一端を書き出してみると……

- ・カテーテル、カニューレ管理
- ・排痰、吸引
- ・在宅酸素療法の管理
- ・ストーマケア

・排泄ケア

・清潔ケア

・栄養管理

・口腔ケア

・スキンケア、褥瘡ケア

・服薬の管理、服薬サポート

・リハビリ

……などです。

　なお、1人で判断するのが難しい場合は、訪問看護ステーションの上司や先輩に電話で相談したり、患部の状況を写真に撮ってメールなどで送り、画像を確認してもらいながらアドバイスを受けたりすることもあります。

⑤療養指導や相談サポート

　ケアの方法や、自分で使う医療機器の扱い方など、療養生活を送る上で必要になることを指導します。また、利用者だけでなく、ご家族も含めて、困りごとの相談にも耳を傾けながら、それぞれがセルフケアを正常にできる状態を手助けします。

⑥連絡ノートの記入

　在宅で療養生活を送る利用者の自宅には、通常、連絡ノートなどが置いてあり、これで情報共有を行います。訪問看護師だけでなく、医師やホームヘルパー、訪問薬剤師などが利用者のもとを訪問するたびに、それぞれが実施したケア内容や気づいたこと、連絡事項などをこのノートに書き込んでいきます。連絡ノートに書かれたこれらの情報が関係者の間で共有されることによって、より精度の高いケアを行うことが可能となります。

⑦次の訪問まで見通したケアを行う

　毎日定期的に医師や看護師が巡回してくる病院とは異なり、在宅看護では、訪問日が数日空くことも少なくありません。そのため、訪問看護師の処置やケアは、「次の訪問日まで、利用者が問題なく療養生活を送れるようにする」という視点が欠かせません。

　今はよくても、その日の夜や翌日になったら悪化しているかもしれない……。そういった兆候を見つけたら、予防的なケアを施したり、場合によってはあらかじめ病院への受診を促したり、今後予想される症状と対処方法をご家族に伝えておいたりします。こうすることで、利用者やご家族が安心して過ごすことができます。

　また、こうした予防的な処置やケアを行っておくことは、訪問看護師にとっても負担の高い、オンコール救急訪問を減らすことにもつながります。

訪問看護師が訪問先で行うこと

①まずは明るい挨拶から！
②手を洗い、必要な物品を準備
③生活状況も含めた全身のチェック
④利用者のために必要な処置やケアを行う
⑤療養指導や相談サポート
⑥連絡ノートの記入
⑦次の訪問まで見通したケアを行う

　なお、1件あたりの訪問時間は、短くて30分、長くて90分ほど。だいたい60分くらいが一般的です。

お昼の休憩を挟んで
午後の訪問へ

休憩時もできるだけ効率よく動く

　午前中の訪問が終わったら、12時頃、いったん訪問看護ステーションに戻ってきます。場所や地域によって、朝事務所を出たら、休憩も含めてそのまま夕方まで戻ってこないという訪問看護ステーションもあるかもしれませんが、私たちのところではお昼に一度戻るのが基本の動きになっています。

　12時から1時間の休憩を使って、昼食や休憩を取ります。

　この時間を利用して、午前中に訪問した利用者についての記録をつけたり、スタッフ同士で今日行った利用者のケアや変化などについて情報交換をしたりすることもあります。また、前項で解説した「次の訪問まで見通したケアを行う」という視点から、かかりつけ医や担当のケアマネジャーに伝えておいたほうがいいことなどあれば、このタイミングで連絡することもあります。

　1時間はあっという間です。13時になったら、再び午後の訪問先へ出かけ、午前中と同様、利用者のもとで必要な処置やケアを行います。午後の訪問先は2〜3件くらい。16時30分くらいに訪問看護ステーションに戻ってこられるようにします。

ケアマネジャーなど
他事業者との情報共有は大切

1日の作業を記録し、適切に情報共有

　1日の訪問を終え、夕方、訪問看護ステーションに戻ってきたらそれで仕事終了というわけにはいきません。ステーション内だけでなく、他の事業者とも連携しながらケアを行う在宅看護は、自分が得た情報を適切に情報共有することで、利用者にとってよりよい環境を持続できます。中には、夕方スタッフが戻ってきてから、情報共有のためのミーティングを行っているところもあります。

　訪問看護ステーションに戻ってきたスタッフがやるべきことは、主に4つあります。順番に見ていきましょう。

①訪問看護記録の記入

　訪問看護記録は、各訪問看護ステーションによってそれぞれ様式があると思いますが、おおむね4つの項目を記入します。

| 情報共有の主な事項 |

基礎情報	看護を必要とする人の病歴や現在の治療、使用薬剤、アレルギー、さらに身体的、精神的、社会的、宗教的な側面の情報などを記載したもの。
訪問看護計画	訪問看護を必要とする人の健康問題と期待する成果、期待する成果を得るための個別的な看護実践の計画を記載したもの。
経過記録	訪問看護を必要とする人の意向や訴え、健康問題、治療、処置、看護実践などの経過を記録したもの。
要約（サマリー）	訪問看護を必要とする人の健康問題の経過、情報を要約したもの。

毎日のことなので、チェック項目を主体にして、あまり時間をかけずに1枚で簡潔に書けるものを用意しているステーションが多いと思います。なお、訪問看護記録は、利用者が開示を求めた場合、すべて開示することが厚生労働省によって定められています。そのため、できるだけ専門用語や略語などを使用せず、連携を取るサービス提供者にも伝わりやすい文章で記録することが重要です。

②スタッフとの情報共有、申し送り

　これは朝のミーティングや、お昼の休憩時間での申し送りと同様、スタッフ間の情報共有として重要です。

　口頭で伝えるよりも、文字の記録として全員が同じ情報を共有できるようにすると誤解や情報伝達ミスが防げてよいでしょう。情報共有にあたっては、タブレットなどのITツールを使用しているステーションも増えています。

③かかりつけ医やケアマネジャーなど関係機関、行政への連絡・相談

　訪問看護師は一部の医療行為を行うことが可能ですが、病気に対する診断や医療方針については、医師の判断が重要になります。そのため、利用者の体調の変化や、不調の兆しが見られた場合、かかりつけ医に連絡し、状況判断と医療方針について確認を取ったほうがよいことがあります。

　また、介護保険を使った日々のサービスについて、サービス事業者との調整を取り持つケアマネジャーは、利用者にとって最も身近な訪問者の1人です。訪問時に気になったことをケアマネジャーに連絡したり、逆にケアマネジャーから見た相談者の様子を聞いたりするなど、情報共有をすることで問題解決の糸口が見えてくることもあります。

　その他、医療保険制度に基づき、行政への「情報提供書」の作成や送付、介護報酬や診療報酬の請求業務なども、スタッフの大事な仕事です。

④訪問看護計画書や訪問看護報告書の作成・修正

　利用者に訪問看護サービスを提供するには、かかりつけ医からの訪問看護指示書が必要です。訪問看護ステーションでは、この指示書をもとに、訪問看護計画書を作成し、利用者が抱える課題を解決していきます。かかりつけ医からの指示書に対する看護計画を立てるため、訪問看護による治療の経緯や結果は、月に1回、訪問看護報告書によって報告する必要があります。

　その際、かかりつけ医からの指示が見直されることがあるため、指示書が変更になった場合は、訪問看護計画書もあわせて変更します。これらの書類の作成、修正も、実際に訪問看護を行っている訪問看護師の仕事となります。また、「訪問看護指示書」の期限が切れていることもまれにあるため、確認とかかりつけ医とのやりとりも大事になります。

「訪問看護計画書」

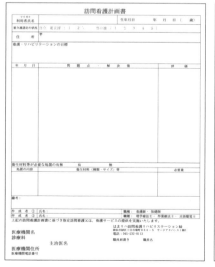

「訪問看護報告書」

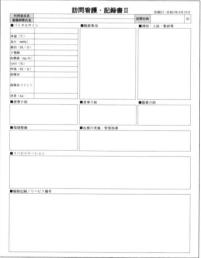

デジタル機器を活用して
作業の効率化を図る

デジタルツールを使って仕事の効率アップ

　訪問看護師としての訪問看護の実務はともかくとして、訪問看護計画書、訪問看護記録、訪問看護報告書など、書類作成の事務処理が案外多いことに、悩みを抱えている訪問看護ステーションも少なくありません。そのため、日々の訪問看護記録にスマートフォンやタブレットを用いて、アプリケーションソフトを活用している事業所も増えています。

　これらのソフトには、訪問看護で行われる基本的な項目があらかじめ設定されているので、訪問先で利用者の話に耳を傾けながらチェックしていけば入力できます。これによって、夕方、ステーションに戻ってから1日の訪問内容を振り返って記録する手間と時間が省けます。さらに、情報共有にかける時間も短縮できます。こうしたツールの活用は、柔軟な働き方や訪問件数の確保にもつながります。

　特に訪問看護ステーションでは、月末から月初にかけて、報告書の作成や請求業務などの事務作業が多くなります。この時期はスタッフの残業も発生しやすく、デジタルツールの導入だけでなく、請求事務などを医療事務専門のスタッフが担当することで、訪問看護師の負担を軽減、効率化しているステーションもあります。

| さまざまな訪問看護記録アプリが活用されている |

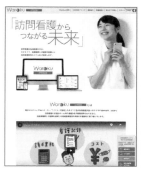 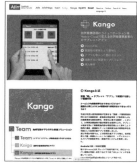 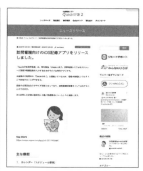

地域によって効率化の難しい移動の問題

　激務といわれることの多い看護職の中でも、勤務時間が比較的きちんと決まっていて、プライベートの時間も確保しやすいのが訪問看護師の魅力の1つです。中には、デジタルツールでの報告や情報共有を行うことを前提に、自宅から訪問先への直行や、訪問先から自宅への直帰が認められているとこもあります。

　102ページの「訪問看護ステーションの1日の動き」でも触れたように、訪問看護師の1日あたりの訪問先は、午前が1〜2件、午後が2〜3件、トータルで4〜5件というのが一般的です。これは1件あたりの訪問時間が原則30〜90分で、多くが60分ということからもわかります。

　また、医療保険を使った利用者よりも、介護保険を使った利用者のほうが、1回あたりの訪問時間が短いという傾向があります。その他、1日の訪問件数については、都市部と地方によっても違いがあります。人口が密集し、カバーするエリアが狭くても成り立つ都市部の訪問看護ステーションに比べ、広いエリアで運営することになる地方の訪問看護ステーションは、車での移動に時間がとられます。訪問先まで車で30分以上かかるということも珍しくないため、そういった地域で

は1日あたりの訪問件数が3～4件ということもあります。

仕事の効率化とオンコール

　訪問看護では基本的に夜勤はありません。ただし、夜間に容体が急変した利用者からの呼び出しに備えて待機する「オンコール」という業務があります。オンコールにどう対応するかは、それぞれの訪問看護ステーションによって事情が異なります。比較的一般的なのは「当番制でオンコール専用の携帯電話を持ち、自宅待機」ですが、ステーションによっては、当直室を設けているところもあります。

　事業所のスタッフ数によってもばらつきはあるものの、オンコールの当番は、平均して1人あたり月に4～8回ほど。実際にオンコールの電話がかかってきても、たいていは電話による相談対応が主で、実際に緊急訪問することはまれです。しかし、人生の終末期に入られた利用者のいるステーション、いわゆる看取りの多いところでは、緊急訪問が多くなります。

　オンコールについては、看護という仕事の面から効率化することは難しいのですが、その分、平常時の業務の効率化を図り、相対的にオンコールの負担を軽減するという手も考えられます。また、効率化からはそれますが、「オンコール手当」をつけ、報酬によって業務の負担を納得してもらうのも一つの手です。

｜ オンコール手当の相場は1回いくら？ ｜

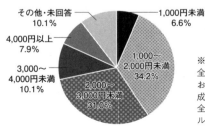

その他・未回答 10.1%
1,000円未満 6.6%
4,000円以上 7.9%
1,000～2,000円未満 34.2%
3,000～4,000円未満 10.1%
2,000～3,000円未満 31.0%

※四捨五入のため構成比合計は100%にならない
全国訪問看護事業協会「訪問看護ステーションにおける24時間対応体制に関する調査研究事業（平成27年度）」より
全国訪問看護事業協会の調査によると、オンコール手当の相場は1回あたり1,000円～3,000円である。

認知症や精神障害者への
訪問看護の注意点

認知症の人たちに敬意を持って接する

　65歳以上の高齢者で認知症を患っている人は約602万人（16.7％）。65歳以上の高齢者の、実に6人に1人が認知症という計算です。厚生労働省が2015（平成27）年に発表した「新オレンジプラン」によれば、2025（令和7）年には、認知症患者の数は約700万人、20％に上昇。高齢者の5人に1人が認知症になると推計されています。このデータからもわかるように、介護業界では現在もこの先も、かなりの確率で認知症の利用者と関わり続けることになります。

　しかし、ひとくちに認知症といっても、人によって症状はさまざまです。全員一様に「認知症はこうやって看護・介護すればよい」という答えはありません。

　それでも、私たちは基本的な考え方として、認知症を患う利用者と接する際に、「この方は人生の先輩であり、戦後の日本を支えてきた人たちである」と、敬意を持って対応することを心がけています。

　認知症によって引き起こされるさまざまな問題行動だけに着目すると、「今がよくない状態だから改善すべき」という考え方になります。しかし、認知症ではなく、あえて「その人が今までどんな人生を送ってきたのか」という点に注目し、日々接していくと、新たな発見があります。

認知症があろうとなかろうと、私たちが人生の先輩から学ぶことは多いものです。先人の経験や知識、生きざまなどをうかがうことがあれば、毎日が勉強であることに気づくでしょう。

理学療法士の三好春樹さんは、認知症を次のようにとらえています。

『認知症（痴呆・ボケ）そのものを関係の障害としてとらえようとしてきました。社会的関係の障害、家族的関係の障害かだけではなく、自分自身との関係が取れなくなっている、これを私たちは「関係障害」と名づけてきました。

年老いて物忘れをし、人に介助をしてもらわねばならない自分を認めることができず、心の中だけで過去の自分に回帰することで、アイデンティティを確認しようとしている、それを私たちは「見当識障害」などという医学用語で呼んでいるのですが、ここで起きていることはもっと人間的なことだと考えられます。老いに伴う人間的変化、人間的反応、人間的ドラマが起きていると言うべきでしょう。』

三好春樹『関係障害論』（雲母書房）より

利用者自身も、自分の体に起こっている認知症という変化に戸惑い、悩み、人間として葛藤のドラマが起こっているのです。そう考えれば、つらく、苦しく、助けを求めている人に対して看護の手を差しのべる私たちにできることはたくさんあるはずです。

現在、認知症の利用者さんへの対応で悩まれている訪問看護師や訪問看護ステーションのスタッフの皆さんは、ぜひ参考になさってください。

認知症の利用者のケース別対応パターン

ここで、弊社のステーションで過去に起こった認知症の利用者さんとのトラブルと、その対応方法について紹介したいと思います。

●幻視症状がある80代男性の場合

　2人の子どもはすでに独立し、夫婦2人でマンションにお住まいの80代の男性のもとを訪問したときの話です。スタッフが男性とお話をしていると、急に廊下を見て手招きし始めました。

　「どうしましたか？」と訪ねると、「猫がいるじゃないか。家の中に何匹もいるんだ」と言います。もちろん、実際には猫は1匹もいないのですが、本人には見えているのです。スタッフは思わず「猫はいませんよ」と返したところ、「いるじゃないか!!」と怒り出し、「お前とはもうしゃべらん！」と口を閉ざしてしまいました。

　確かに猫はいません。しかし、認知症の本人には見えているのです。本人も認知症によって、それまでの自分と違う状態に戸惑っている中、他人から自分の行動を否定されたら怒るのも当然です。

　認知症の利用者さんと接する場合は、まずはしっかりお話を聞くようにします。事実と異なることであっても、頭から否定するような言い方はせず、本人自ら誤り気づくように工夫し、言い方を変えるなどの対応が求められます。

［幻視症状がある人に対しての対応例］

- ▶しっかり話を聞き、頭ごなしに否定するような応答はしない。
- ▶スタッフにとって正しいかどうかではなく、利用者にとって正しいかどうかを考えながら対応する。
- ▶本人が自ら誤りに気づくように言い方を工夫する。

●物が盗まれたという妄想を抱く90代女性の場合

　10年前に夫を亡くし、息子さんと2人暮らしの90代の女性のもとを訪問したときの話です。自宅は2階建ての一軒家でした。

　スタッフが訪問すると、「最近家に泥棒がいる」と言います。台所に置いてあったポーチが盗まれたが、中身は薬でお金は入っていなかったから、悪いと思って戻しに来たという事件の一部始終を語り始め

ました。

　またそれとは別に、「庭に干していた大根が10本近くなくなった」という話も始めました。最近、若い女性が家をのぞいていたから、たぶんその人が持っていったに違いないと苦々しそう言います。

　物が盗まれたという妄想は、認知症ではよくある症状ですが、本人は本気でそう思い込んでいるので、スタッフが疑われるとやっかいです。幸いこのケースでは、スタッフが疑われることはありませんでしたが、ふだんからご家族やケアマネジャーと連携を取り、スタッフが疑われた場合でも、上手にケアが続けられるような対応が必要です。

［物が盗まれたという人に対しての対応］
　　▶スタッフが疑われた場合は、家族やケアマネジャーと連携して対応する。

●訪問を断ってしまう80代女性の場合

　一人暮らしをされている80代女性のもとに訪問看護に向かったときの話です。自宅のインターホンを押し、訪問に来たことを告げると、「私は頼んでいません」と一方的に断られてしまいました。

　インターホン越しに話しても「結構です」の一点張り。仕方がないのでその日の訪問はあきらめて、帰りにケアマネジャーに報告をしました。

　こうしたケースでは、本人は介護保険のサービスを利用していることを認識できていないこともあります。一人暮らしの場合は、ご家族の対応もないため、サービスが行えないことがあります。もちろん、訪問看護にあたってはサービス開始前に担当者会議で顔合わせをしているのですが、ご本人が忘れてしまっていることもよくあります。そういった場合に備えて、利用者さんがいつもいるリビングなどの壁に、何時に誰が来るのかを書き、顔写真などを貼っておくのも効果があります。弊社では、似顔絵の入った名刺を作成してお渡ししたり、

貼るようにしたりしています。利用者さんが名前を覚えなくても「顔だけは覚えている」ということも多いからです。

［訪問を断ってしまう人に対しての対応］

▶目に見えるところに、何時にどんな人が来るのかわかるように書いたり、写真を貼ったりしておく。

▶名前は忘れても、顔は覚えているという状況をつくりやすくするため、名刺に似顔絵や写真を入れる。

高齢化によって発生する精神障害者の在宅看護

　内閣府の2018（平成30）年版障害者白書によると、身体障害、知的障害、精神障害という3つの区分における障害者の人数は、936万人。内訳は、身体障害者436万人、知的障害者108万人、精神障害者392万人となっています。

　これを人口1,000人あたりの人数でみると、身体障害者は34人、知的障害者は9人、精神障害者は31人。中には複数の障害を併せ持つ人もいるため、単純な合計にはならないかもしれませんが、ざっと計算して、国民のおよそ7.4％は何らかの障害を抱えていることになります。

　その中でも、精神障害者の数は増加傾向にあり、特にうつ病やそううつ病などの気分障害を抱えた人が増えています。

　厚生労働省の患者調査によれば、1996（平成8）年の気分障害の患者数は43万人ほどでした。しかし、その後20年ほどで右肩上がりにぐんぐん伸び続け、2017（平成29）年には、127万人と3倍近くになっています。増え続ける患者数に加えて、高齢化が進んでいる日本の現状を重ね合わせると、今後はうつ病の高齢者が増えていくことでしょう。しかも、長年連れ添った妻や夫を亡くしたり、病気などがきっ

かけとなって、年を取ってからうつ病を発症したりするケースも増えているため、今後は訪問看護で高齢のうつ病患者をケアすることも視野に入れながら運営する必要があると思います。

　精神疾患を抱えた人の多くは複数の精神疾患を患っていることが多く、症状が多様化しているのも特徴です。これからの訪問看護では、今まで以上に精神的なケアに重点を置き、利用者の生活の質、いわゆるQOL（Quality Of Life）を向上させていくことが大事になるでしょう。

| 気分障害患者の推移 |

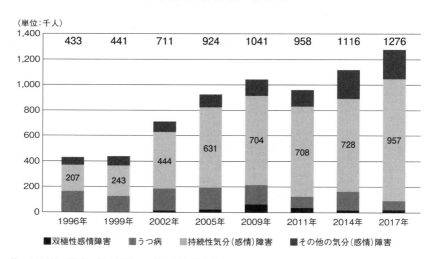

注：2011年の調査では宮城県の一部と福島県を除いている。
厚生労働省ホームページ「こころの健康対策〜うつ病〜」より

精神障害の利用者のケース別対応パターン

　ここで、弊社のステーションで過去に起こった精神障害の利用者さんとのトラブルと、その対応について紹介したいと思います。

恋愛感情を抱いてしまった20代女性の場合

　一人暮らしをしている20代の女性の利用者さんとの間で起こったトラブルです。訪問するスタッフは30代の男性でした。

　訪問では密室状態の中、1対1で親身に話を聞く状態が少なくありません。献身的に話を聞き、寄り添う姿に利用者さんが恋愛感情を抱くケースが男女ともにあります。

　これは精神疾患の治療において起こる「転移」といわれる状態です。「転移」は、患者が今まで抑えてきた感情を治療者にぶつけるもので、その感情が好意に向かう場合は陽性転移、嫌悪に向かう場合は陰性転移と呼びます。

　このケースでは、スタッフが携帯電話の情報を教えたことによって、訪問以外の時間にも電話やメールが届くようになりました。最初はできる限り返信するようにしていましたが、そのうちに、休みの日にも連絡がくるようになって、スタッフは精神的に参ってしまったのです。

　親身に患者の話を聞くことは大切ですが、精神疾患の場合は一定の距離を保つことが大事です。お互いにとってよくない結果を招きやすいため、距離感には注意しましょう。

［精神疾患を持った人への対応例］

　▶利用者の話を聞く際も、一定の距離を保つようにする。特に、利用者とスタッフが異性の場合は、陽性転移で恋愛感情に向かわないように注意する。

　▶本人のペースを尊重して、焦らずに、今できることから確実に行

123

う。本人の話を最後までしっかり聞き、批判的な意見はしないようにする。症状が出るのは病気のせいであり、性格のせいにしてしまうと、本人は人格を否定されたと思い、さらに症状が強まる場合もある。根気よく接していく姿勢が大切。

●統合失調症から近隣トラブルを起こしていた70代男性の場合

　一人暮らしで統合失調症を患っている70代の男性のケースです。ほとんど外出せず、引きこもりのような状態でした。マンションにはゴミ出しについてのルールがありますが、病気から「指定の曜日に出す」ことができず、退院後すぐに近隣住民とトラブルになってしまいました。ゴミ出しのルールについて注意をした他の住民に対して怒鳴ったり、暴言を吐いたりしてしまうのです。

　訪問看護では服薬確認や健康観察も行っていますが、このケースではヘルパーさんも関わっていました。そこで、ケアマネジャーさんを含め、担当者会議を開き、どう対処すれば近隣トラブルを防ぎつつ、ゴミ出しのルールを守れるかについて考えました。

　利用者さんは歩けるものの、ゴミの分別ができなかったため、まずはヘルパーさんが訪問時にゴミを分別し、朝、ご本人がゴミ置き場に持って行くようルールづくりをしました。同時に、訪問看護でスタッフが訪れるときもゴミの分別の確認をするようにし、徐々にご本人がゴミの分別をできるようにサポート。1年後には、自分の力で分別からゴミ出しまでできるようになりました。

［統合失調症で近隣トラブルになっていた人への対応例］

　▶ヘルパー、ケアマネジャー、訪問看護の担当者会議で方針決定。
　▶トラブルの原因を確認し、本人のできることとできないことを分離し、サポートしながら、最終的には本人ができるように促す。

ご家族などの介助者と
うまく連携をとる

ご家族から利用者の情報を得て対応する

利用者の在宅生活を支える訪問看護では、家族との関わりが重要になってきます。本人がふだんの様子や看護に必要な情報をなかなか話してくれなくても、家族から話が聞ければその分を補うことができます。特に、利用者個人がもともと持っている考え方や生き方、趣味嗜好など、看護や介護が必要となる前から大切にしていた情報は、本人よりも家族から得られることが多いでしょう。

実は、利用者がどんな文化習慣の中で生きてきたのかを知ることは本人や家族が思っている以上に重要です。長い間接している家族からすれば当たり前なことでも、外部から看護に来る私たちにはわからないことがあります。そのため、一般的な常識や、ふだんの看護で行っていることをそのまま当てはめてしまうことで、利用者やご家族の希望や意向と食い違ってしまうこともあります。特に、看取りを迎えた終末期の看護では、利用者やご家族の意に沿わない最期を迎えることにならないように注意が必要です。

ご家族などの介護をされている方との接し方で、私たちが普段から心がけている視点が3つあります。

┌─ 利用者とご家族の意向をくむための3つの視点 ─
│ 1. 本人が何を大切に生きてきたかを知る
│ 2. 本人がどういう最期を迎えたいかを知る（ご家族の希望を含む）
│ 3. ご家族の意向を知る
└────────────────────────────────

それぞれについて説明します。

1. 本人が何を大切に生きてきたかを知る

　一人ひとり、何を大切にして生きてこられたかはそれぞれ異なります。そこで、私たちは訪問看護を始める前の段階で、利用者さんやご家族から、これまでの人生をお聞きするところから始めます。看護を受けることになった直接の原因だけでなく、出身地や生まれ育った子ども時代の思い出から振り返っていただきます。成人してからの仕事や家庭の話、お子さんがいれば、彼らの成長や今の様子など、どんな人にもたくさんの情報が詰まっています。私たちは人生の最期に関わるわけですから、このヒヤリングは非常に重要です。

　初回で丁寧にヒヤリングをしたことにより、その後の看護計画が立てやすくなるだけでなく、ご家族との信頼関係も築けます。また、利用者さんの生き様や考え方を尊重し、それらの要素を看護やリハビリのプログラムに取り入れれば、利用者本人やご家族にも受け入れられやすくなります。

　自宅に見知らぬ人を入れることには抵抗のある方も少なくありません。医療行為やリハビリなど、専門職としての技術や処置以前に信頼関係を築き、安心して任せられると思っていただけることが何より大切です。「自分のことを理解してくれている」と利用者さんに思っていただけることが、何よりの安心感につながります。

　現在の状況だけで判断せずに、利用者さんの過去も知った上で、"これからの未来について一緒に考えましょう"という、寄り添う視点が大事です。

2. 本人がどういう最期を迎えたいかを知る（ご家族の希望を含む）

国が推進する「地域包括ケアシステム」の構想により、看護や介護などについて、さまざまな整備が進んでいます。

「地域包括ケアシステム」は、高齢者が住み慣れた地域で自分らしく生活し、人生の最期まで暮らし続けられるよう、「住まい」「医療」「介護」「予防」「生活支援」が切れ目なく一体的に提供される体制のことです。国は、団塊の世代が75歳以上になる2025（令和7）年を目途に整備を進める方針です

「畳の上で死にたい」と希望する人は多いものの、実際には8割以上の人が病院で最期を迎えているのが現状です。しかし、下の図からもわかるように戦前は8割以上の人が自宅で亡くなっていました。

医療の発達によって長生きできるようになったものの、私たちは病院に死を委ねてきてしまっていたのです。「地域包括ケアシステム」

｜ 医療機関における死亡割合の推移 ｜

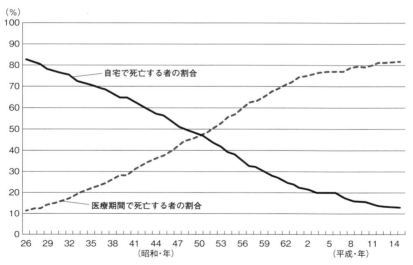

医療機関において死亡する人の割合は年々増加しており、昭和51（1976）年に自宅で死亡した人の割合を上回り、さらに近年では8割を超える水準となっている。

厚生労働省大臣官房統計情報部「人口動態統計」より

はこの現状を変えるために誕生しました。

　現在、在宅看護を受けている利用者の多くが、「地域包括ケアシステム」の枠組みの中で、看護や介護を利用するようになっています。利用者が自分の最期をどう迎えたいと考えているのか。それを確認し、尊重するのも我々の大事な役目となります。

3. ご家族の意向を知る

　基本的にはご本人の意向が一番大事ですが、ご家族の意向も把握しておく必要があります。というのも、**利用者さんの意向とご家族の意向がまったく異なっていることが少なくないからです。**

　私たちは数日おきに訪問し、利用者さんやそのご家族と接していますが、その間、実際に介護をしているのはご家族です。ですから、ご家族の意見には積極的に耳を傾け、彼らの介護負担も軽減しながら、ご本人の希望に寄り添うことが重要です。そのためには、ケアマネジャーやヘルパーなど、他事業所との連携も必須です。

　利用者に関わる人たちが連携し、チームとして一丸となって対応していくことで、それぞれが補完しながら利用者のQOL（生活の質）を高めていくことができます。

第6章

訪問看護ステーションの人材募集・採用マニュアル

訪問看護ステーションに
必要な人材とは？

看護師の採用がステーション成功の鍵

　繰り返しになりますが、訪問看護ステーションの成功の秘訣は看護師の採用にかかっています。病院経験の豊富なベテラン看護師を採用したものの、経営者とうまくいかずに退職してしまい、人員基準が満たせなくなって事業所を閉鎖せざるを得ない……。こういうケースをよく耳にします。

　経営者にとって、よい看護師とはどんな人でしょうか？　文句も言わず、給料が安くても一生懸命に働く人でしょうか？　当然そんな都合のいい人はいません。現実的に考えれば、起業当初は経営や事務的な部分は自分が引き受け、本来の看護師業務を任せるのがよいでしょう。訪問看護もしながら、受付業務や管理業務、報告書などの書類作成業務も……と、多岐に渡る雑多な仕事を丸投げしていては、どんな優秀な看護師でもすぐに辞めてしまいます。

　訪問看護ステーションに必要な人材は、以下の３つがポイントになると思います。

訪問看護ステーションに必要な人材の３つのポイント
1．素直である
2．コミュニケーション能力が高い
3．臨機応変に対応できる

1つずつ見ていきましょう。

１．素直である

　これが３つの中で最も重要といってよいかもしれません。素直な人は、何ごとも素直に受け入れ、変な先入観や判断なしに物事に取り組むことができます。事業を立ち上げたばかりの時期や、新規の利用者の対応に追われているときなどは、予想外のことばかり起こります。「でも」「しかし」など、言い訳ばかりする人や、失敗を恐れて自分の保身にばかり気を配る人では、こういった予想外のことが起きたときに対応ができません。

　どんな状態になっても素直に受け入れ、笑いながら「よし！　やってみよう」と前を向いて進める人は、最終的によい結果を引き寄せられると私は思っています。

２．コミュニケーション能力が高い

　コミュニケーション能力とは、「他者と上手に意思疎通を図る能力」のことです。コミュニケーション＝おしゃべりではありません。特にビジネスにおいては、コミュニケーションに３つの力が重視されます。

コミュケーション能力に求められる３つの力
1. 他者を巻き込む力
2. 理解させる・説得する力
3. 論理的に伝える力

　この３つがすべて備わっていればいうことはありません。しかし、そんな優秀な人材が自分のところに来てくれるのは、奇跡みたいなものです。そこで、現実路線として、その人がどのタイプなのかを分析して、その人の得意な部分をさらに伸ばすことを心がけます。３つの

うちどのタイプに当てはまるかについては、私は簡単な診断方法を用いています。市販の性格分析のメンタルモデルなどを利用するのもよいかと思います。

3. 臨機応変に対応できる

　訪問看護ステーションを開設したばかりの時期は、毎日が予想外のことばかりです。そのため、予定の変更に対して柔軟に対応していく能力は必須です。メインの仕事である訪問でも、利用者さんやご家族の予定による時間や日程の変更、キャンセルの他、入院や緊急訪問など、せっかく事前に準備をしていても、すべてが引っくり返ってしまうことは多々あります。それでも臨機応変に対応するしかありません。人によっては臨機応変に動くことを苦手に思う人もいるでしょう。しかし、そういった対応を苦に思わない人もいますから、その辺りはスタッフ同士の連携でお互いをフォローし合うようにすれば、円滑な運営が可能になります。

　日頃からスタッフのタイプを知り、起こり得る事態をシミュレーションしておけば、予想外のことが起こっても、スタッフの組み合せや立ち回りなどで対応できると思います。

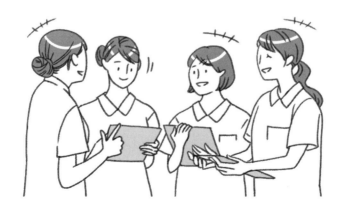

採用すべき人材と
避けたほうがよい人材

前向きで視野の広い人材は採用！

　これまで事業所の採用に関わってきて、採用前と採用後のスタッフの働きぶりも含めて「採用すべき人」には、主に3つの特徴があります。

採用すべき人材の3つの特徴
　1．前向きに物事をとらえられる人
　2．自分とその周辺を広い視野でとらえ、客観的に認知できる能力の高い人
　3．目標がある人

　それぞれ詳しく説明しましょう。

1．前向きに物事をとらえられる人

　目の前で起こったできごとに対して、前向きにとらえるか、後ろ向きにとらえるかで、その後の思考や行動は180度異なります。
　例えば、通勤途中、空から鳥のフンが落ちてきて、肩にピチョッとついたとしましょう。このとき「もう最悪！　今日は運が悪い。よくないことが起きそう」と思う人と、「鳥の糞がついた！　ウン（運）がついているかも。今日はきっといいことが起こるぞ！」ととらえる

人とでは、その後の展開はまったく違います。

　物事を前向きにとらえる傾向のある人は、起こったことをプラスに変え、どんどんいい方向に変えていこうとします。それによってプラスのサイクルが生まれ、本当にいいことが起こるようになります。もちろん、慎重な人や猪突猛進で突き進む人など、性格の違いはありますが、前向きにとらえる思考を持っている人は貴重です。

２．自分とその周辺を広い視野でとらえ、客観的に認知できる能力の高い人

　事業所を運営する上で、自らを客観的に見つつ、物事を広い視野でとらえるという視点は欠かせません。経営者はもちろんのこと、全体を見られる視点を持った人材がいれば、事業所の状況をふまえた上での、正しい現場の判断が下せます。

　例えば私たちの会社だと、「訪問看護」「通所介護」「居宅介護支援」「放課後等デイサービス」と、複数の福祉事業を運営しています。１つの部署では正しいとされることも、事業所全体やグループ全体で見たら、その判断は誤りということもありえます。事業所それぞれにローカルルールが多数存在していると、同じ会社のグループとしての統一感は失われ、現場が混乱してしまいます。そのため、それぞれの事業所の管理者は、会社全体を見通せる広い視野を持っていることが望ましく、そういった人材によって、会社として正しい判断ができるようになるわけです。

３．目標がある人

　会社としての目標とは別に、個人として目標を持っている人は、行動力があります。自分の進むべき方向が定まっているので、行動時のスピード感も違います。「阿吽の呼吸」という言葉がありますが、行動力が優れている人に対して、会社が目指すべき目標のビジョンを共有してあげると、まさに「阿吽の呼吸」で仕事をしてくれるようにな

ります。これはとても難しいだけに、貴重な戦力になります。

　ちなみに、目標が明確でないスタッフの場合は、会社としての目標や方向性を示して、その中で適切な役割を与えるようにします。

採用を避けたほうがいい人材

　一方、採用を避けたほうがいい人材にも３つのポイントがあります。

┌─ 避けたほうがいい人材 ─────────────────
│　１．報告・連絡・相談ができない人
│　２．面接で給料のことしか質問しない人
│　３．転職が多い人
└──────────────────────────────

１．報告・連絡・相談ができない

　訪問看護は１人ではできません。必ずチームで連携して動きます。そもそも、訪問看護を含めた在宅医療そのものが、医療や介護、行政などのさまざまな関係者と一緒になって行われるものです。利用者の生活を支えるために、利用者本人、ご家族、ケアマネジャー、病院のソーシャルワーカー、行政、福祉用具事業者、ヘルパー、同じ事業所の看護師、セラピストなど、多くの人たちと情報を共有しながら行うのが訪問看護です。報告・連絡・相談なしに、仕事を回すことはできないのです。

　ただし、報告・連絡はできるのに、気を遣うあまり、自分からなかなか相談ができない人もいます。これは面談の機会を定期的に設けるなど、その人の特性を見ながら相談しやすい環境をつくることが必要です。弊社でも入職から定期的にフォローアップ面談を取り入れています。

２．面接で給料のことしか質問しない

生活する上で給料は大切ですが、最初から給料の話をしてくる人は、過去の採用経験上、ほとんど長続きしません。仕事内容や会社の理念ではなく、給料だけのつながりですから、一緒に働いている人ともあつれきを生みやすいのです。最初から採用しないほうがよいでしょう。

　ちなみに、面接の際は、会社の理念に対してどう感じているか（できれば共感している人がよい）や、何を大切にして働きたいと思っているのかを聞き出すようにしています。そうすることで、入職してからのお互いの仕事に対する齟齬が生じるのを避けられるでしょう。

３．転職が多い人

　１〜２年単位で転職を繰り返している人は採用しないほうがよいでしょう。入職しても再び転職する可能性が高く、せっかく教育して、仕事に慣れてきた……と思った頃に退職されては、教育の手間と時間が無駄になってしまいます。ただし例外として、過去の転職の理由が明確で、その人のやりたいことが自分の会社で実現できそうな場合は、採用を検討してよいでしょう。しかし、注意は必要だと思います。

募集内容の書き方と
事業所情報の見せ方

情報をすべて出してミスマッチを防ぐ

　必要な人材を集めるには、求人誌や求人サイトなどに、募集要項を掲載します。今、訪問看護ステーションは看護師優位の売り手市場ですから、こちらの勤務条件や待遇、求める人材像などをオープンにできる範囲で公開しています。

　逆にいえば、最初から情報を開示することによって、入職してから「書いてあったことと違う」とか「こんな方針だと思わなかった」といった、互いのミスマッチを防ぐことができます。

　ここでは、弊社の求人募集要項をそのまま掲載します。かなり細かい情報も公開していますので、ぜひ参考にしてみてください。

| はまリハの募集要項（2020年11月）|

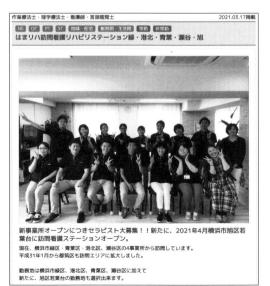

作業療法士・理学療法士・看護師・言語聴覚士　　　　2021.03.17掲載

NS　OT　PT　ST　地域・在宅　維持期　生活期　常勤　非常勤

はまリハ訪問看護リハビリステーション緑・港北・青葉・瀬谷・旭

新事業所オープンにつきセラピスト大募集！！新たに、2021年4月横浜市旭区若葉台に訪問看護ステーションオープン。

現在、横浜市緑区・青葉区・港北区、瀬谷区の4事業所から訪問しています。
平成31年1月から都筑区も訪問エリアに拡大しました。

勤務地は横浜市緑区、港北区、青葉区、瀬谷区に加えて
新たに、旭区若葉台の勤務地も選択出来ます。

募集要項	
所在地・勤務地	神奈川県横浜市青葉区藤が丘2-1-7　第1ウィステリアヒルズ
リハビリ分類	地域・在宅, 維持期・生活期
主な疾患	がん, 呼吸器疾患, 精神, 脳血管, 運動器, 障がい児（者）, 難病
採用人数	常勤：2〜3名　非常勤：若干名
雇用形態	常勤, 非常勤（パート）
業務内容	訪問看護ステーションからのリハビリ業務　計画書、報告書等の作成
給 与	常勤：　30万円以上（週休2日制・祝日勤務） 　　　　27万円以上（週休2日制・祝日休み） 　　　　24万円以上（週休3日制） 訪問手当：81件以上で1件 2,500円支給 賞与：業績連動にて支給 年収５５０万円以上可能。頑張った分だけ支給します。 週休3日勤務でも年収４００万円以上可能。プライベートも充実させたい方。 非常勤：1件４、０００円　週1日1件から可能です。 交通費1日５００円支給
求める人材	新事業所オープンに伴い、管理者候補も大募集！！ 訪問未経験のセラピストも教育体制を整っていますので安心してご応募下さい。
アクセス	JR横浜線「十日市場」徒歩5分 東急東横線「日吉」10分 横浜市営地下鉄グリーンライン「日吉本町」徒歩5分 東急田園都市線「藤が丘」徒歩3分 相鉄線「瀬谷」徒歩5分 相鉄線「三ツ境」バス１０分
勤務時間	9時〜18時 短時間勤務も可能です。ご相談下さい。
休日・休暇	週休2日制・週休3日制選択できます。 夏季3日・年末年始（１２月30日〜1月3日）休暇あり 有給休暇は法令通り
待遇・福利厚生	交通費支給　社会保険完備　ユニフォーム貸与　退職金あり iPad1人1台支給　1人1台社用車
研修会・学会参加	研修会や学会参加費支給 毎月社内勉強会を開催しています。
マイカー通勤	車通勤可
出産・育児サポート	育児中のスタッフが在籍しています。短時間勤務も可能です。 青葉区の事業所にはお子様をお預かりできるスペースもありますので子育て中のママも気軽にご相談ください。
ホームページ	http://www.hama-reha.co.jp URLクリック回数：　49回
その他（資料）	事業所パンフレット pdfをダウンロード

人材募集の
媒体別メリットと
デメリット

人材募集は複数の手段を使うのが基本

　訪問看護ステーションに限らず、自社で働いてくれる人を探す場合は、いろいろな手段を使って募集をかけると思います。だいたい8種類くらいの募集方法があります。

　それぞれに得意不得意や、メリット・デメリットなどがありますので、実際に使ってみて、そこで集まる応募者の反応を見ながら、自分の事業所に合った有効なものを選んでいくとよいでしょう。ちなみに、1つだけを使うというのはおすすめしません。来てほしい人材がその1つを見ているとは限らないからです。例えば、常にインターネットで求人を見ている人と、インターネットはほとんど使わずにハローワークで探している人がいた場合、どちらか1つで募集をかけても、それぞれ片方にしか情報が届きません。しかし、どちらも使えば、それぞれに求人情報が届く可能性があります。

　また、**非常にアナログな手法ですが、「知り合いの紹介」というのもあります。**実は弊社も、設立から2年くらいはスタッフ20人くらいの規模で運営していたので、知人からの紹介だけで採用ができていました。2年間、それで採用できていたのは非常に恵まれていたと思います。実際、紹介会社や求人媒体の会社に、「今までは知り合いの紹介だけで採用していた」と話すと、たいていは驚かれました。

　しかし、20人を超えると紹介だけでは足りなくなってきます。年

間の採用計画を立てた上で、人材紹介会社や求人媒体などに費用をかける必要が出てくるのです。特に看護師の求人については売り手市場ということもあって、さまざまな求人関係のホームページだけでは採用が難しい場合もあります。

｜ 求人をかける媒体ごとの特徴 ｜

手段	メリット	デメリット
人材紹介会社	料金が成功報酬型のため、初期投資がかからない。	1人あたりの採用費用は他の手段に比べて高額になる場合がある。
自社のホームページ	情報掲載のタイミングや掲載内容などが自由に決められる。修正や更新も自在。	検索サイトへ広告料を払わないと、検索で上位に表示されない。
ハローワーク	求人の掲載が無料。求職者は誰でも利用できるため、目につきやすい。	管轄する地域の求職者にしか情報が届かない。
求人検索エンジン	求職者に見つけてもらいやすい。有料プランを使うと求職者に情報が届きやすい。	新規求人が多いため、無料掲載分は埋もれやすい。利用者が少ないものもある。
求人サイト	多くの人に見てもらいやすい。	膨大な求人情報に埋もれやすい。
求人情報誌	エリアを限定した採用が可能。シニア採用も得意。	文字数や写真掲載などの制限がある。
人材派遣会社	派遣会社を介すことで、説明会や書類選考などの一般的な採用時にかかる手間を減らせる。	派遣される人材は、会社に対する帰属意識が薄い。
ソーシャルリクルーティング	比較的安価。求職者とのミスマッチを防げる。	SNSの更新頻度が求められるため、労力がかかる。
知り合いの紹介	知人との信頼関係のもと、ある程度きちんとした人を採用できる。	20人を超えてくると、採用が追いつかなくなる。

知り合いからの紹介など
縁故採用はメリットが多い

責任感のある人が採用できることも

先ほどもお話ししたように、起業から2年ほどは知人からの紹介だけで職員を採用していました。いわゆる縁故採用です。起業当初を支えてくれた、本当に貴重な人材でした。

縁故採用のよいところは、共通の知人を介した紹介であるために、紹介してくれた相手への信用や信頼を守ろうと、通常の採用より責任感を持って入職する人が多いことです。

また、縁故採用で管理者などの経験がある人が入ってくると、即戦力になり、会社が大きく飛躍するきっかけとなる場合があります。弊社でも、2店舗目の出店時に、縁故採用で他事業所での経験があるケアマネジャーを責任者として迎えたところ、その地域で大きな信頼を勝ち取り、最初からたくさんの新規依頼を受けることができました。

他にも、知り合いの紹介でデイケアサービスや特別養護老人ホームの施設長などの経歴がある人材を採用したことにより、通所介護をスタートすることもできました。

このように、特に新規事業を始めるときは、すでに他の事業所で経験を積んでいる人を縁故採用できれば、大きな力となると思います。

保険、福利厚生制度の充実で スタッフの満足度を上げる

職員の定着率にも影響する福利厚生や勤務環境

　訪問看護ステーションへの就業を希望する人が就職先を選ぶ際、業務内容や給与に加えて、福利厚生の充実、柔軟な勤務環境なども、比較材料の1つになってきています。福利厚生は会社にとってコストになりますが、職員が気持ちよく働ける環境づくりには欠かせないものです。

　弊社でも、福利厚生や柔軟な勤務環境を重視しています。

職員のための、はまリハの4つの取り組み

１．柔軟な勤務形態の採用
２．休みを取りやすい環境設定
３．社員全員へのプレゼント
４．保険

具体的には、

・研修会費は会社が費用負担
・ピラティス講座無料（スタッフが講師）
・時間単位の有給取得可能
・子連れ出勤可能
・1人1台社用車支給　などを行っています。

それぞれ紹介しましょう。

１．柔軟な勤務形態の採用

　弊社では、子育て中のママさん看護師やセラピストが多いため、家庭と仕事の両立ができるように、複数の勤務時間から選べたり、フレックス制度を使えるようにするなど、融通の利く勤務形態にしています。

　基本は週5日、1日8時間の週40時間勤務ですが、さらに週5日の7時間勤務（35時間）、6時間勤務（30時間）など細かく設定している他、週4日勤務でも社会保険に加入できるようにしています。

　家庭と仕事の両立は、子どもの年齢やパートナーの状況などによっても変わるので、それぞれの人生のステージに応じてフレキシブルに対応できるよう、月単位で勤務形態が変更できるようにしています。

２．休みを取りやすい環境設定

　開設当初はギリギリの人員で回していたため、事業所全体に余裕がなく、休みが取りにくい状況でした。職員が休みやすくするためにも、事業所の規模はある程度大きくする必要があります。開設3年目くらいから少し多めの人員配置に変更し、有給が取りやすいようにしました。子どもの発熱などで急に休みを取らざるを得ない看護師のフォローもちゃんとできる体制にしました。

　職場内で有給や夏休みが取れるようになると、スタッフの心にも余裕が生まれ、それが仕事にもいい影響を与えるようになりました。忙しくなりがちな職種ですから、やはり意識的に休める環境をつくることが大切です。ただし、休みを取るためのルールを社内できちんと決めて、それを全員で守るように徹底することも必要です。

３．社員全員へのプレゼント

　福利厚生は、税制上、職場で働く人全員が恩恵を受けられるものが

認められています。そこで弊社も、みんなが対象となるようなものを積極的に取り入れています。例えば、毎年年末の忘年会ではビンゴ大会を開催し、豪華な景品をプレゼントしています。

　定番は東京ディズニーリゾートのペアチケット。その他、お掃除ロボットや高級牛肉など、事前に職員にアンケートを取って、プレゼントで欲しいものをあげてもらいます。

　社員全員の1年間の労を忘年会でねぎらい、プレゼントを手にした職員が「来年もまた1年頑張ろう！」と思ってくれるといいなぁ……と毎年考えています。

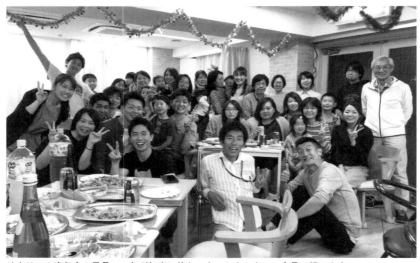

はまリハの忘年会の風景。1年が無事に終わったことをスタッフ全員で祝います。

４．保険

　社会保険の完備はもちろんのこと、退職金も準備し、長く勤務してもらえるような工夫をしています。退職金は生命保険を使う方法がありますが、中小企業の場合は、中小企業退職金共済を使うのも1つの手です。

インセンティブ制の導入で
収入増の余地をつくる

チームで働く意識のもとでの運用が基本

　訪問看護ステーションでは給与体系にインセンティブ、いわゆる歩合給を導入しているところが多いです。インセンティブとは「人の意欲を引き出すために、外部から与える刺激」という意味で、給与面での刺激をもとに、意欲的に働いてもらうことを期待します。

　訪問看護ステーションにおけるインセンティブ制度とは、主に、訪問件数が給料に反映される仕組みです。ちなみに、インセンティブ制度にはメリットだけでなく、デメリットもあります。それぞれ見てみましょう。

●インセンティブのメリット：頑張った分だけ給与として受け取れる

　訪問件数に応じてインセンティブがもらえるので、「頑張って1件でも多く訪問しよう！」というスタッフの意欲につながります。看護の現場では“量が質を変える”という性質があります。たくさん訪問することで得られる経験が、サービスの質の向上につながるため、よい仕組みと考えることができます。

●インセンティブのデメリット：給料だけに惹かれた応募者がくる可能性もある

　訪問件数が増えれば給料も増えるため、そこだけに注目して応募し

てくる人が出る可能性は捨てきれません。給料は大切ですが、目先の給料しか考えていない人を採用すると後々大変です。訪問件数に応じてのインセンティブは評価指標の1つとしては大切ですが、採用段階で、その人がチームの一員として、会社全体の利益を考えて行動できるかどうかを見極める必要があります。

インセンティブによる給与の一例

では、実際のインセンティブの例を見てみましょう。

訪問看護ステーションによりインセンティブの発生する件数や金額は異なりますが、おおむね次のような仕組みで行っているところが多いようです。

| インセンティブ給与設定の例（都内訪問看護ステーションの場合）|

【毎月の給与】	
基 本 給：250,000円 資格手当：30,000円 住宅手当：20,000円 固定月給：300,000円	
【インセンティブ手当】	
・81時間以上の訪問から1時間につき4,000円の手当を支給 ・オンコール待機手当：平日2,000円/回、土日4,000円/回	
【増額される手当】	
1時間の訪問を1日5件、月100件訪問した場合 　＝20件×4,000円＝80,000円 月に平日5回、土日2回オンコール待機した場合 　＝（平日5回×2,000円）＋（土日2回×4,000円）＝18,000円	
【実際の支給額】	
月給：398,000円（固定月給300,000円＋インセンティブ手当80,000円＋オンコール待機手当18,000円） 想定年収：4,776,000円 ※ただし、利用者の都合で訪問が中止になったり、急変や入院などが発生したりして、月の訪問件数が減ることもある。そのため、月100件の予定を立てても、実際には月90〜100件程度で変動する。	

月の訪問件数が81件以上で、1件4,000円のインセンティブが発生する場合、月の訪問件数が100件だとすると、手当として20件×4,000円＝80,000円がプラスされる。さらに、オンコール待機が平日5回で10,000円（5回×2,000円）、土日に2回で8,000円（2回×4,000円）がプラスされる計算になる。

会社の理念に
共感できる人を採用する

採用で見極めたい3つのポイント

　起業当初、職員の採用にあたって私は「来るもの拒まず、去るもの追わず」の考えで臨んでいました。面接に来た人に対して「この出会いも何かの縁」と思い、ほぼ100％採用していたのです。ところが、この方針で採用していると“後が大変”ということを、文字通り後から知ることになります。

　社内で他の職員と揉めたり、利用者さんからのクレームが頻発したりするなど、対人トラブルが絶えない人を採用してしまったこともありました。また、優秀な経歴の持ち主が来たときは、「あぁ、やっとうちにもこういう人が来てくれるようになった」と過度に期待して一発採用したのですが、入職してみると、評論家のようにあれこれ口を出すだけで行動してくれず、結局、社内をかき乱すだけかき乱して辞めてしまうということもありました。

　こういったことは、すべて私の至らなさから来ている問題ですが、実際、面接だけでその人のすべてを見抜くことは難しいものです。過去の失敗から学んだ上で思うのは、管理者や重要なポジションを期待して採用した人でも、まずは入職してからの仕事ぶりを観察し、ちゃんと期待した働きをしてくれているかどうかを確認してから役職に就けるようにすることが大切です。ここで、私が採用で気をつけている3つのポイントを紹介します。

＊ 採用で気をつける３つのポイント ━━━━━━
　１．時間を守れる人かどうか
　２．転職が多い人は要注意
　３．言葉遣いが丁寧な人は◎

1つずつ説明しましょう。

１）時間を守れる人かどうか

　面接時間に遅れる人はその時点で不採用です。過去に面接時間に遅れた人を採用したこともありましたが、そうした人で今も継続して働いている人はいません。どんな理由であれ、時間の約束を守れない人は、入社してから会社のルールや利用者との約束を守れず、会社の内外で必ずトラブルを起こします。「電車が遅れて……」と言われて、じゃあしょうがないか、と思った時期もありましたが、本当にそうなら、携帯電話で事前に連絡すればいいわけです。そもそもこれから働くかもしれない会社の面接に遅れてくるような気持ちならば、入職後に責任を持って働くことはできない人と考えてよいはずです。

２）転職が多い人は要注意

　これは、135ページの「採用を避けたほうがいい人材」のところで触れましたが、１〜２年単位で転職を繰り返している人は、せっかく入社しても同じことを繰り返す可能性が高いです。面接の際に、過去の転職の理由を聞いてみると、たいてい上司とのトラブルや、人間関係の問題で……というのも共通しています。もちろん、転職の理由が会社の倒産や、何らかのハラスメントから逃れるためだったりする人の場合は別です。しかし、キャリアアップのために転職したという人の場合でも、実際は同じ職場で３年くらい続けて働いてみないと業務の流れや、その仕事が自分に向いているかどうかも分からないので、

積極的な採用は控えた方が無難です。

3）言葉遣いが丁寧な人は◎

　訪問看護では、スタッフはその会社を代表する1人として訪問することになります。つまり、そのスタッフの対応がイコールその会社の対応として、利用者さんやそのご家族に判断されてしまうということです。ですから、利用者さんと接する際は馴れ馴れしい言葉遣いは控えなければなりません。もちろん、場面ごとで親しげに話すこともありますが、そこには必ず相手を敬う気持ちがあります。そして、そういった相手を敬う気持ちがあるかどうかは、話している相手にも伝わるものです。

　面接の段階で、素直でぜひ採用したいけれど、言葉遣いに問題がある……と判断したら、利用者さんのもとを訪ねるまでに、基本的な言葉遣いを教育することもあります。訪問看護は利用者さんやご家族とのコミュニケーションで成り立っていますから、最低限のTPOをわきまえた言動が欠かせません。

　余談ですが、過去の採用面接ではさまざまな"個性的な"人たちがいました。

・面接当日に体調不良で日程変更を繰り返す
・履歴書に写真を貼付せずに持ってくる
・急に連絡が取れなくなり、その後音信不通　など

　笑い話のネタとしてはおもしろいかもしれませんが、人材不足だからといって、こういった人たちを採用すると、その後が大変です。
　会社の信頼を落とすことにもなりますから、見送るのが賢明です。

採用計画と採用戦略は
未来像をもとに決める

選ばれる事業所にするための３つのポイント

　スタッフの採用計画や、人員配置は会社の１年間の事業計画に基づいて計画を立て、実行していきます。しかし、少子化や看護師不足の影響もあり、採用は厳しい状況が続いています。ただし、介護事業に関していえば、人材が集まるステーションと集まらないステーションの二極化が進んでいます。では、求職者に選ばれるステーションになるためにはどうすればよいのでしょうか？　ポイントは３つあります。

　求職者に選ばれるための３つのポイント
　１．会社のビジョンを明確にする
　２．求職者が入社後をイメージできるようにする
　３．求める人材を明確にする

１．会社のビジョンを明確にする

　これは、会社として進むべき方向性、行き先を示すことです。弊社ではあれば、「共生社会の実現に向けた幼児、障害児・者、高齢者が一緒に集える地域コミュニティ」というビジョンがあります。
　目指す行き先の異なる人を採用してしまうと、会社も採用された人も互いに不幸です。会社の進む目的地を明確に示して、それに賛同す

る人たちが集まってくるような仕組みづくりが大切です。

２．求職者が入社後をイメージできるようにする

　ホームページや会社案内に職場の雰囲気や１日の勤務の流れがわか
るようにまとめておくと、求職者が仕事内容をイメージしやすく、応
募数も増える傾向にあります。訪問看護は未経験者の応募も多く、１
日、１週間、１カ月といった仕事のサイクルやおおまかな流れが想像
できない人も多いです。そのため、できるだけ自分が働いている姿を
イメージできるように写真や文章、タイムスケジュールなどの表で見
せられるようにするとよいでしょう。また、先輩の看護師やセラピス
トからの声として、訪問のやりがいや、働いてから分かった魅力など
を、ホームページやSNSなどで積極的に発信していくことも応募を増
やす効果があります。

３．求める人材を明確にする

　求める人材を明確にすると、求職者も「働きたい！」という意思表
示をしやすくなります。「私たちはこういう仲間を募集しています」
と旗を揚げることで、同じように考える人材が集まりやすくなるので
す。実は弊社も当初は人材を選べる状況ではありませんでしたが、少
しずつ改善し続け、今があります。

採用戦略は合わせ技のイメージ戦略で

　目標とする売上とビジョンを達成するために、必要な人材を計画通
りに採用するための戦略が、採用戦略です。
　弊社の採用戦略では、人材紹介会社を利用しながら、同時に自社の
ホームページやSNSなどの媒体を活用しています。

スタッフの評価制度は
厳格かつ公平性を保つこと

プロセスではなく、結果を評価すべき

　訪問看護ステーションの運営で、スタッフの評価制度をどうすべきかにはさまざまな議論があります。利用者の容体は一人ひとりそれぞれ異なり、現場はそれら個別の事情に合わせて日々対応しています。ですから、それらのプロセスも評価してほしいと願うフタッフの気持ちもよくわかります。しかし、訪問看護では、訪問件数という誰が見てもはっきりわかる「結果」があります。結果で評価するなら、同じ時間内でたくさん訪問している人のほうが高く評価されます。しかし、プロセスで評価すると、仕事が遅く残業をしている人が高い評価を得る一方、勤務時間内に業務を終わらせている人は低く評価される可能性があります。

　例えば、下のような例を考えてみましょう。

【働き方の異なるスタッフの例】

　Aさん：月の訪問件数は100件。家庭との両立もあり、効率よく働くことを第一にしている。上司への報告は必要最小限で、毎日終業時間ぴったりに帰宅している。

　Bさん：月の訪問件数は70件。毎日のように上司に相談していることから、かわいがられるタイプ。いつも遅くまで残業し、報告書など

を仕上げている。

　この2人を比べたとき、どちらが会社として高く評価すべき社員でしょうか。

　結果を評価基準にすれば、Aさんの方が30件多く訪問をしており、同じ勤務時間で比較すると、間違いなく会社の売上に貢献しています。一方、プロセスを評価基準にすると、Bさんのようにいつも遅くまで残業しているというプロセスが評価され、さらに、結果が出なくても上司に気に入られることが評価の対象となってしまいます。これでは、効率よく働いている人に不満がたまってしまいます。

　そこで、評価の基本は結果とし、もしプロセスを評価基準に加えるのであれば、結果につながっていることを前提にして、プロセスの内容を数値化して、評価基準を明確にしておく必要があります。

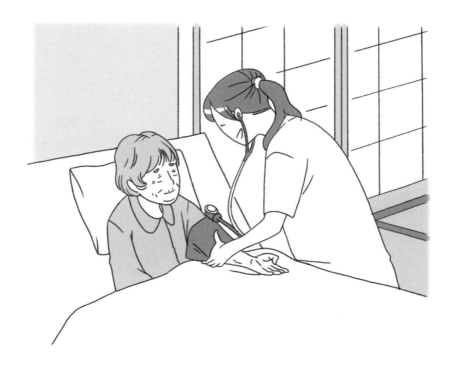

研修制度でスタッフが
学ぶ場を用意する

社内研修と社外研修を組み合わせる

　訪問看護ステーションでは、介護保険と医療保険を利用して日々の業務を行います。そのため、2つの保険制度を正確に理解し、利用者やご家族のために、専門職として保険制度を上手に使う必要があります。そのスキルアップの場として、弊社では社内研修と社外研修の2つを組み合わせています。

　利用者やご家族と接するときの「接遇」と呼ばれるいわゆる接客スキルを磨くと同時に、専門職としての看護や介護の知識、それぞれの保険制度の知識や活用法などを両輪で組み立てています。

　私たちもそうでしたが、最初のうちは他のステーションの真似をするところから始めましょう。いきなり自社ですべての研修制度を整えることは費用や設備、人員的にも負担が大きいのでおすすめしません。

　外部から講師を呼んだり、訪問看護協会などが主催する研修を取り入れていくと、スタッフがバランスよく学習できます。

｜株式会社　はまリハ　令和２年度　研修計画｜

日時（予定）	内容	日時（予定）	開催場所	担当チーム
3月	安全運転教習	・交通ルール・マナーを再確認して、事故や違反なく業務を遂行できるようになる	藤が丘本社	車両担当
4月	コグニサイズ	・住宅での認知症利用を理解し、適切な支援を実施できるようになる ・認知症進行予防のための運動療法を体験し、実施できるようになる	藤が丘本社	デイサービス
5月	介護・医療保険の制度（基礎編）	・介護保険、医療保険制度を理解し、他職種と連携できるようになる ・最新の各種保険制度を理解できる	藤が丘本社	居宅
6月	介護・医療保険の制度（訪問看護編）	・介護保険、医療保険制度の訪問看護の役割を理解し説明できるようになる	藤が丘本社	居宅・総務
7月	契約・重要事項説明	・契約書や重要事項説明書を見返し、役割を理解できる ・事業所について利用者へ正しい知識で説明できるようになる	藤が丘本社	訪問看護部課長
8月	災害対策	・災害時の対策方法を理解して、非常時にも対応できるようになる ・災害の種類を理解して、平時に備えができる	藤が丘本社	リハビリ
9月	介護・医療保険の制度（請求業務編）	・各種サービス料金が説明できるようになり、利用者へ伝えられるようになる	藤が丘本社	居宅
10月	感染対策	・在宅での感染管理を理解して、感染予防対策を適切に実施できる ・インフルエンザ時の対応、ノロウイルスの処理対応などが実施できるようになる	藤が丘本社	看護
11月	吸引	・在宅での吸引の必要性を理解し、実施できるようになる ・吸引行為のマニュアル、手順を理解して、安全に実施できるようになる	藤が丘本社	看護
12月	事例検討会	・在宅での支援特徴をまとめて、各職種の役割、機能、特性を伝えることができるようになる	藤が丘本社	港北サテライト
1月	接遇・サービス提供の手順確認	・接遇、マナーの基本を身につけてサービスを実施できるようになる ・サービスの手順を理解して、スタッフ間で統一されたサービスを提供できるようになる	藤が丘本社	係長以上
2月	コーチング・ハラスメント	・共通のゴールを達成できる組織をつくれるようになる（チームビルディング） ・ハラスメントの起きない組織づくりができるようになる	藤が丘本社	外部講師

キャリアアップで
個人と組織の力を向上

社内と自分自身、それぞれのステップアップ

　キャリアアップとは、特定の分野について今よりもさらに専門的な知識を身につけ、能力を向上させ、職歴を高めることです。

　今いる訪問看護ステーションや、働いている会社内での昇進を目指すこともキャリアアップになりますし、働きながらより専門性の高い資格を取得したり、研修を受けたりして、看護師としてのキャリアアップを目指す方向もあります。

　前者であれば、事業所の管理職としてスタッフの教育や指導を行い、新たな店舗を開所する際にステーション長として運営側に回るなど、次第に経営側に立てる知識や経験を積むことが大事になるでしょう。

　一方、後者であれば、介護支援専門員実務研修受講試験、いわゆるケアマネジャー試験を受け、実務研修を受けて介護支援専門員（ケアマネジャー）の資格を取得し、ステーション内の運営に生かすことも考えられます。

　また、これは訪問看護ステーションの規模や人員数、経営者の判断や制度の有無などにもよりますが、教育機関での受講が必要な認定看護師を目指したり、大学院修士課程を修了した人なら、専門看護師の認定、登録を目指したり、特定行為研修を受けたりするなど、看護師としての専門性を高めてキャリアップするということも考えられます。

　訪問看護ステーションを起業したばかりであれば、まずは事業所の

経営を軌道にのせることで手いっぱいかもしれませんが、スタッフが増えてきたら、次第に彼らのキャリアアップに対応できるようにしていきたいものです。

　社員が成長できる環境をつくることも経営者の大事な仕事です。彼らの今を見るのではなく、彼らの適性に合わせて、未来に向けた役割を与えることも考えなければなりません。また、自分のスキルをさらに高めたいと考えているスタッフには、社外での研修や、休職制度なども検討した上で柔軟に対応すれば、離職を防げるかもしれません。

｜社内でのキャリアップと自分のキャリアアップ｜

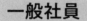

一般社員 ➡ リーダー ➡ 管理職

看護師の専門性をさらに高める方

・認定看護師
・専門看護師
・特定行為研修
・ケアマネジャー（介護支援専門員）　など

スタッフの5年、10年先を見すえたプランを提供していくことが大切。

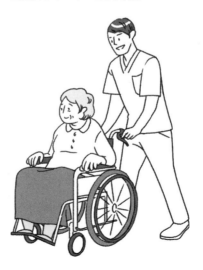

採用マニュアルで
確実に人材を確保する

マニュアルで採用の精度を高める

　スタッフの採用は本当に難しいものです。人が人を選ぶというのは、ともすると好き嫌いだったり、先入観だったり、相性だったりと、本来吟味すべきこととまったく違う要素に影響を受ける可能性があります。

　書類選考や面接などで、会社にとって絶対に必要な人材を逃したり、本来採用すべきでない人を採用してしまうという悲劇をなくすためには、**誰がいつ採用のプロセスに関わっても、同じ対応ができるようなマニュアルをつくるのがふさわしいと思います。**

　弊社も、採用については今まで何度も失敗を繰り返しながら、マニュアル化によってできるだけ再現性のある採用が行えるように工夫してきました。

　今回、この本を購入してくださった方に、弊社が実際に使用している「採用マニュアル」をプレゼントします。詳しくは191ページをご覧ください。

　安定した採用に課題を抱えておられる事業者や、今まで縁故採用だったけれど、これから一般採用を考えているというステーションの方など、ぜひ参考にしていただければ幸いです。

| はまリハで使っている採用マニュアル |

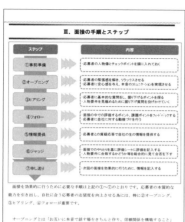

Ⅲ．面接の手順とステップ

ステップ	内容
①事前準備	・応募者の人物像とチェックポイントを頭に入れておく
②オープニング	・応募者の緊張感を解き、リラックスさせる ・応募者に安心感を与え、本音のコミュニケーションを実現させる
③ヒアリング	・応募者を主体にした質問をし、掘り下げるポイントを探る ・人物像を見極めるために掘り下げる質問を投げかけていく
④フォロー	・面接の中での質問ポイント、評価ポイントをフィードバックする ・応募者に自社に対する動機づけを行う
⑤情報提供	・応募者の質疑応答で自社の生の情報を提供する
⑥ジャッジ	・面接のやりとりを基に評価に入り評価を記入する ・人物要件に合致するかどうか等を総合的に見て合否を下す
⑦申し送り	・次回の面接を効果的に行うために、情報を記入する

面接を効果的に行うために必要な手順は上記の①～⑦のとおりです。応募者の本質的な能力を引き出し、自社に合う応募者の志望度を向上させる為には、特に②オープニング、③ヒアリング、④フォローが重要です。

オープニングとは「お互いに本音で話す場をきちんと作り、信頼関係を構築すること」です。面接の場では、応募者（特に学生）は概ね緊張しており、また「少しでも自分を良くみせよう」、「ボロが出ないようにしよう」と身構えて臨んでいます。

このような場面で面接を進めても、応募者の本来持っている力を発揮することができません。また、企業側にとっても採用のミスマッチの原因となります。

そこで、面接の目的や意味（内定ではなく、入社後活躍することがゴール。お互いに本音で話さないと、意味がない等）をあらかじめ理解してもらう必要があります。

6

Ⅳ．面接の評価基準の作り方

[求める人物像]

採用に失敗する企業で最もよく見られる原因は、「求める人物像」が不明確なことです。「求める人物像」が不明確であると①採用したいと思う人物にそれが伝わらない②アピールポイントがずれた内容になる ③面接で何を聞き、判断して良いのかが分からない④面接官同士で評価が分かれる等の弊害が起こります。

そこで、今回採用する人物には入社後に何をして欲しいのか、どのような活躍を期待しているのかを考え、そのためにはどのような経験や知識・スキル或いはマインド（志向）が必要なのかを明文化し、具体的な評価の項目と合否基準を作ることが必要です。

そのためには、社内の複数のメンバーで「自社らしさとは何か」、「自社で求める成果とは何か」、「どんな行動をとれる社員が必要か」等について話し合い、評価の項目を洗い出し、整理することが重要です。

このようなプロセスを経ることで、面接官が共通の評価基準を持ったうえで選考に臨み、採用ミスの発生を抑えることが容易になります。

なお、求める人物像を、単に「積極性」や「協調性」といった単語だけではなく、それらの言葉は自社ではどのような意味合いなのか、どんな行動を指すのか、といった言葉の定義を明確にすることが重要です。また、求めない人物像も合わせて明確化することで、大きな採用ミスを防ぐことが可能になります。

■求める人物像（例）

・向上心・・・真摯さ、常に向上しようという意識
・責任感・・・やるべきことをやる、約束をきちんと守る
・素直さ・・・周囲の意見に耳を傾ける、IQ（頭脳明晰）より受識、柔軟性
・好奇心・・・物事に興味関心があり、問題意識を持つ
・実行力・・・考えたことを行動に移す、困難なことでも粘り強く取り組む

8

[評価項目の定義と評価のレベル]

前頁にて求める人物像の例を挙げましたが、応募者の話を聞いても、これだけでは合否を判断することはできません。能力や志向が表れている行動とはどんなことなのかを明確にするとともに、どの程度できていれば良いのか、という合否の基準も明文化することで、初めて合否の判断が可能となります。

■評価項目の定義（例）

項目	No	具体的行動
主体性	1	グループで何かをやる時は、周囲をリードし率先して動く
	2	人からの指示を待つのではなく、自分から行動を起こす
	3	必要なことについては、興味や関心が薄くても最後までやり通す
	4	話し合いの場では、最初に発言するようにしている
	5	職場では自分から進んで、役割を引き受けるようにしている

■評価のレベル（例）

レベル	定義
5	まったく新たな、周囲にとって意味の有る状況を作り出す行動 （パラダイム転換行動）
4	独自の効果的工夫を加えた行動、独創的行動、状況を打破、変化させようという行動（創造行動）
3	明確な意図や判断に基づく行動、明確な理由のもと選択した行動（能動行動）
2	やるべきことを、やったときに行った行動（通常行動）
1	部分的・断片的行動（受動行動）

これらのように評価の項目の定義と、評価のレベルを「面接評価シート」に記載しておくことで、面接時に必要な情報を漏れなく聞き出すことができるとともに、面接官によって評価がばらつくことを防止できます。

9

弊社で使用している採用マニュアルの一部。マニュアルの記載事例が、読者特典ダウンロードの中に入っています（191ページ参照）。

優れた人材を確保するために

採用に失敗した例2
本人の志向を見極め切れず、コスト意識も異なっていたVさん

　弊社で人材採用に失敗した例をもう1つご紹介します。

　Vさんは大学病院での勤務経験があり、看護師としての能力はとても高い人でした。そこを見込んで、訪問看護ステーション開設のための管理者として採用しました。しかし、管理者としてチームを導いていく能力には欠けており、コスト意識も薄いため、売上に対する経費の負担が重く、事業としての運営が不可能になってしまいました。本人とは入社前から打ち合わせを重ねていたものの、お互いにしっかり詰め切れていなかったため、入職後、求めるもののギャップの大きさが露呈しました。

採用失敗の原因① 病院と在宅では、必要となる看護師の役割が違う

　病院で求められる看護師の役割は、チームの一員として指示されたことを確実に実行することです。一方、訪問看護では自ら判断することが多くなるため、看護師が訪問看護の仕事に転職したときに困るケースがよくあります。このときは、新規事業所の立ち上げであり、ルールがまだできていない状況だったため、会社と一緒になってルールをつくっていくようなスキルも必要でした。制度不足によりVさんの能力を生かし切ることができなかったことは、とても残念に思います。

採用失敗の原因② 専門性を大事にする人にマネジメント力を求めていた

　訪問看護の管理者として求められるのは、スタッフを束ねて動かすマネジメント力です。しかし、Vさんは看護師として1人で確実に仕事するのを好む傾向がありました。そのため、何でも自分でしようとしてしまい、現場が回らなくなってしまいました。この失敗から、1人で抱えがちな人には、周りの人と協働する環境をつくり上げられるよう、会社としてバックアップ体制を整えるきっかけとなりました。

第7章

訪問看護ステーションの拡大に向けて

事業を拡大するための
大事な視点

現状では事業拡大以外の選択はない

　起業した後、訪問看護ステーションの経営を安定させるには、事業の拡大が必須です。これには訪問看護ステーションの設立や運営に関わる規定が大きく関係しています。現状、訪問看護ステーションには「看護師の常勤換算2.5人」という人員基準があり、これを満たせなければステーションを閉鎖せざるをえません。

　規模の大きなステーションであれば、看護師が辞めても基準を満たせますが、3〜4人で運営しているようなステーションだと、看護師が1人辞めるだけで閉鎖や休止になってしまうのです。金銭面での経営安定以前に、事業を存続できるかどうかで苦労していては、価値のあるサービスはとても提供できません。

　この基準は今後さらに厳しくなる可能性もあるため、もし今ギリギリで回しているような事業所は、これから安定して経営していくためにも、人員の確保と規模の拡大を検討したほうがいいでしょう。

　訪問看護ステーションは健康保険や介護保険を利用した事業であるため、国の方針や施策への理解が欠かせません。国の目指す方向や考えを見定め、今後の事業の方向性を考えながら経営していく必要があります。

　現時点での国の方針からはっきりわかっているのは、「在宅での看取りと重度化に対応できるステーション」が、今後さらに求められて

いくということです。

　これからは地域の緊急訪問に対応するだけでなく、がんの末期、難病、精神疾患といった重度の利用者にも対応していく必要があります。そのため、リハビリだけをメインにしているステーションは、今後は厳しい淘汰の波にもまれることになると思います。現在、リハビリ中心の看護ステーションを運営しているなら、早めに看護に強いステーションに舵を切るのが生き残り策になると思います。

1 店舗を大きくするか、多店舗展開するか

　事業の拡大については、2つの方向性があります。

　1つは、今のステーションの人員を増やして大きくしていく方向。そして2つ目は、店舗を増やして大きくしていく方向です。私はどちらであっても、まずは「一点集中で、今のステーションを地域のナンバーワン店舗に押し上げること」を最優先に取り組むべきだと思います。

　ナンバーワンの基準はどんなことでもかまいません。小さなエリアの中でもいいですし、利用者の声、サービスの質など、なんでもよいので、対象範囲を絞り込み、小さなナンバーワンを1つずつ着実に積み重ねていきます。

　そうやって少しずつナンバーワンが増えていくと、働いているスタッフの自信にもつながりますし、「気がつけば大きな範囲でのナンバーワンになっていた……」という、うれしい結果がついてくることも夢ではありません。

　弊社は今、大きなステーションを運営するとともに、多店舗展開も行っています。しかし、最初からうまくいったわけではありませんでした。せっかくですから、ここで失敗談も紹介したいと思います。

　これは、グループ全体で5店舗くらいになった頃の話です。「さら

に出店してどんどん拡大していこう！」と考え、あまり深く考えず勢いで出店したことがありました。

　最初は順調だったものの、しばらくすると新規利用者の依頼がほとんどなくなり、閑古鳥が鳴くように……。今思えば、２つのミスがありました。１つは新規の店舗を出す際の基準を持っていなかったこと。もう１つは、スタッフに対してどう動くべきかきちんと指示が出せなかったために、立て直しに必要な対策がまったく取れていなかったことです。

　このときの失敗から、新規店舗の出店にあたっては市場調査を行うのはもちろん、地域性やエリアの特徴を把握し、開設から営業までのフローチャートを作成して、やるべきことと、できていないことをきちんと把握し、進捗確認を細かく行うようになりました。

　まずは地域でナンバーワン店を目指し、その上で多店舗展開を進めることで経営が安定していきます。

　最初に触れた通り、**事業拡大のメリットは、人員基準の縛りから自由になれることです。スタッフが退職することになっても、すぐに他のスタッフでカバーできるようになります。**現在はどのステーションも人員不足に悩んでいますから、仕事は激務になりがちです。しかし、人員に余裕があれば、スタッフにとっても働きやすい環境を整えられます。

今後さらに高まる
地域での連携の重要性

仕事の依頼が来るルートと傾向

　地域の中で訪問看護ステーションがどんな位置に置かれているかを見ると、地域連携の重要性がわかります。

　訪問看護ステーションに仕事の依頼が来る場合、いくつかのルートがあります。主なものは、ケアマネジャー、医療機関の連携室、かかりつけの主治医の3つです。

| 地域における訪問看護ステーションの位置 |

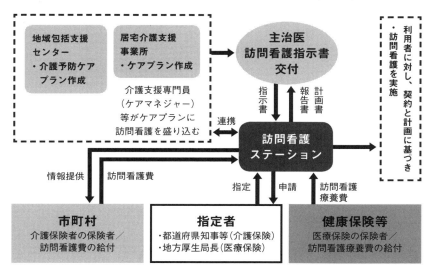

介護保険を使うものは、ケアマネジャーが作成するケアプランの中に入れてもらうことが必要です。ケアマネジャーはケアプランの中で、訪問看護を担当する事業所を選択しますが、いつも依頼している信頼のおけるステーションを指定することがほとんどです。そのため、訪問看護ステーションの運営においては、発注先としてケアマネジャーは大きな存在となります。

　一方、医療保険では利用者候補が退院する前に医療連携室から依頼がきたり、精神疾患患者の退院時に連絡があったりします。また、訪問診療の先生から直接訪問看護ステーションに依頼がくることもあります。

「1人の利用者の面倒を地域で見る」といった意識で、事業者同士がチームを組んで、それぞれのスタッフ同士が顔を見知った関係でつながっていると連携も取りやすく、仕事も非常にスムーズに進みます。その一方、主治医やケアマネジャーの意向に沿ったステーションが選ばれるため、場合によっては利用者やご家族の希望する看護や介護方針と食い違うこともあるので注意が必要です。

医療側の都合で事業者を変更することの問題

　これは実際にあった例です。ある利用者さんのもとへ弊社の訪問看護ステーションが2年間、看護とリハビリで訪問していました。しかし、利用者さんの介護度が上がり、通院が難しくなってしまったため、訪問診療を取り入れることになりました。すると、訪問診療を担当する先生が、ふだん自分が連携しているステーションに看護だけでなく、リハビリも切り替えてしまったのです。

　介護では、利用者さんだけでなくご家族も慣れたスタッフが来てくれたほうが安心ですから、弊社のステーションを継続してほしかったようなのですが、主治医の先生からの指示ということで、やむなく変更することとなりました。現実にはそのような問題も起こっています。

｜ 地域包括ケアシステム ｜

病気になったら…
医　療

日常の医療
・かかりつけ医
・地域の連携病院

・急性期病院
・亜急性期・回復期
リハビリ病院

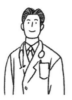

介護が必要になったら…
介　護

■在宅系サービス：
・訪問介護
・訪問看護
・通所介護
・小規模多機能型居宅介護
・短期入所生活介護
・24時間対応の訪問サービス
・看護小規模多機能居宅介護
（小規模多機能型居宅介護
　　　　　＋訪問看護等）
■介護予防サービス

 通院入院

 通所入所

■施設・居住系サービス
・介護老人福祉施設
・介護老人保健施設
・認知症共同生活介護
・特定施設入所者生活介護
　　　　　　　　　等

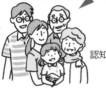

認知症の人

住まい
・自宅
・サービス付き高齢者向け住宅等

・地域包括支援センター
・ケアマネジャー

相談業務やサービスの
コーディネートを
行います。

※ 地域包括ケアシステムは、お
おむね30分以内に必要なサー
ビスが提供される日常生活圏
域（具体的には中学校区）を
単位として想定

いつまでも元気に暮らすために…
生活支援・介護予防

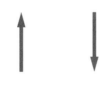

・老人クラブ・自治会・ボランティア・NPO等

第7章 訪問看護ステーションの拡大に向けて

167

事業を拡大していくための
計画の立案、その進め方

計画はできる限り言語化と図式化する

　訪問看護ステーションを経営するにあたって、事業計画は1年、3年、5年と先を見越してつくっていく必要があります。事業計画はあくまで計画ですから、その通りに進むこともあれば、進まないことも当然あります。しかし、「うちのステーションはこっちの方向に向かって進むつもりでいます！」と、進む方向性を明確に打ち出すことが大切です。事業計画は目的地を決め、そのためにやるべきことを明らかにする役割もあります。

　例えば、日本からニューヨークに行くつもりなら東を目指さないといけませんが、西に向かっていたら遠回りですし、南北に向かっていたら永遠にたどり着けません。ビジネスでも同じことで、目的地、いわゆる将来のビジョンを決め、それに向かって行うべき方策や経営計画を立て、その都度、きちんと進んでいるのかどうか、進捗を確認します。計画のもとに立ち、日々の仕事でやるべきことに落とし込んでいくのです。

　ここで、弊社で使用している拡大計画とスケジュールをお見せしたいと思います。

　次ページの図は、弊社が目指す将来像を「若葉台恩返しプロジェクト」とし、「共生社会の実現に向けた幼児、障害児者、高齢者が一緒に集える地域コミュニティ」として考えたものです。

はまリハが目指す将来像

株式会社はまリハ若葉台恩返しプロジェクト
「共生社会の実現に向けた幼児、障害児者、高齢者が一緒に集える地域コミュニティ」

（株）はまリハの特徴

看護師20名、理学療法士20名、作業療法士14名、言語聴覚士2名、ケアマネジャー3名、介護福祉士3名、保育士1名が在籍。医療的ケアの出来る看護師、リハビリの国家資格者、介護のスペシャリストにより、子供から高齢者までを専門的に支援出来る専門家集団です。

事業所一覧

緑 ：訪問看護ステーション デイサービス	瀬谷：訪問看護ステーション
港北：居宅介護支援事業 訪問看護ステーション	旭 ：訪問看護ステーション 放課後等デイサービス
青葉：訪問看護ステーション デイサービス	大平：デイサービス 居宅介護支援事業

若葉台への想い

私は第一幼稚園、北小、東中から社会人まで30年間若葉台団地で過ごしました。緑多く、環境の良い若葉台が大好きです。生まれ育った若葉台に恩返しをしたいという想いから起業しました。若葉台の地域コミュニティの活性化のために貢献したいです。

株式会社はまリハ　代表取締役臼居優

経営理念

Happy ：社員の幸福を追求します	**Thanks** ：感謝の気持ちをもって誠実に対応します
Smile ：関わるすべての人を笑顔にします	**Challenge**：常に挑戦し、社会に貢献します

プロジェクトの概要

```
              （株）はまリハ ── 連携・協働 ── 横浜わかば学園
                                              若葉台まちづくりセンター
                                              NPO若葉台

                        若葉台地域コミュニティ
```

放課後等デイサービス	生活介護サービス	訪問看護ステーション	看護小規模多機能型居宅介護	相談支援事業所	グループホーム
医療的ケアに対応	わかば学園卒業生の居場所	「生活リハビリ」	「通い」「泊まり」「訪問看護・リハビリ」「訪問介護」「ケアプラン」		（認知症・重症心身障害児者）

第1段階	第2段階
若葉台ショッピングセンター内で開設	未利用地自社施設建設

「はまリハが目指す将来像」のPowerPointデータも読者特典ダウンロードにあります（191ページ参照）。

その下には、弊社の現状と経営理念、若葉台地域コミュニティとしてしたいことを図式化しています。これらは、これから達成したいことであり、第1段階、第2段階に分けて進めたいということをはっきり明示しています。

事業計画を考えるときに重要なこと

事業計画の立て方と実行については３つのポイントがあります。

事業計画の立て方と実行の３つのポイント
1．期限から逆算して計画を立てる
2．やるべきリストを作成する
3．タスクを細分化して、期限を決めて実行する

　どんな計画も、「いつまでに」という視点が抜けてしまうと、ただの"絵に描いた餅"になってしまいます。そのため、実現の可能性はともかく、「○○までにこれをやる」と打ち立ててしまうことが大切です。

　また、事業計画は旅における地図と日程表にあたります。日程表にはいろんな場所とやりたいアクティビティが書かれるでしょう。それと同じように、やるべきことのリストを書き出すことが計画を実現するための力になります。そして、そのリストをさらに細分化し、それぞれ期限を決めて実行していくようにします。

　計画にはトラブルがつきものですから、それぞれの計画の間に２〜３日の予備日を設けると安心です。ギリギリに予定を組んでしまうと、1つの予定が遅れただけですべてが崩れてしまいます。無駄なように思えるかもしれませんが、こういった計画は必ず余裕を持たせてつくるようにしましょう。

資金確保から見た
金融機関とのつきあい方

資金繰りは事業経営の基本中の基本

　会社にとってお金は血液と同じで、常に流れていないと会社が潰れてしまいます。儲かっているのに支払いのお金が足りずに立ちゆかなくなる"黒字倒産"は、まさに血液不足のようなものです。こうしたお金の流れをやりくりすることを"資金繰り"といい、社長の大事な仕事の1つです。極端な話、常に赤字でも現金さえあれば会社は存続できるのです。もちろん黒字経営がベストですが、独立して訪問看護ステーションを立ち上げたら、社長は常に資金繰りを考えていなくてはいけません。

　もし、「お金が足りない！」となったら、"借金"の二文字が浮かぶ人も多いと思います。しかし、中には、「借金は悪」「借金するのはいけないこと」と思っている人もいるのではないでしょうか？　もちろん、浪費のためにやみくもに借金をするのはよくありませんが、**ビジネスをうまく回していくには、上手にお金を借りる、いわゆる借入も大事です**。特に、スタートアップのときにはある程度まとまった金額の借入が必要ですし、事業を飛躍させようというときにもお金が必要になることが多いです。

　実際に訪問看護ステーションを立ち上げてみるとよくわかるのですが、お金の入ってくるタイミングと出ていくタイミングに、3カ月ほどずれがあります。一般的な訪問看護ステーションの場合、国民健康

保険団体連合会、いわゆる国保連からの入金は、実際の看護をした月の末に締めた後、翌々月の25日になります。例えば、1月に開業して最初からフル稼働で忙しくしていても、実際にその分の売上を受け取るのは、3月25日なのです。この間、ステーションの家賃や光熱費、スタッフの給料、必要な備品代など、お金は出ていく一方です。通帳を見ていると、一所懸命働いているはずなのに、3カ月くらいの間にみるみるお金が消えてなくなって、どんどん不安に駆られます。私の経験では、最初の2カ月ほどを乗り越えられれば、その後は資金が回り始めるので楽になりますが、それでも起業時には1,500万円程度は準備する必要があります。

　事業の立ち上げに1,500万円も必要なのか……と、ここで心が折れる人がいるかもしれませんが、すべて自己資金でなくてもかまわないのです。起業時であれば、日本政策金融公庫に申し込んだり、県や市区町村の制度融資を利用したりして、比較的低い金利で借入するとよいでしょう。

事業に専念していると向こうから話がくる

　起業して数年は借入も最小限にとどめ、銀行や信用金庫などのつきあいも3行ほどで十分です。まずは本業に専念し、着実に売上を増やしていきましょう。借入の金利も、事業の実績によって下げてもらえる可能性もありますし、実績がよければ金融機関との交渉もしやすくなります。また、人の紹介がある場合は、紹介してくれた人の状況によって、いい条件で融資を受けられることがあります。

　私も起業して3年目に、すでに10年以上会社を経営されている社長から銀行を紹介してもらい、新規出店のための資金を借りたことがあります。社長の紹介ということもあって、通常より低い金利で借りられました。そのとき社長から「いずれ他の銀行からも声がかかるから」と言われ、そのときはよく意味がわからなかったのですが、そのまま真面目に仕事に専念していると、5年目になって他の金融機関か

ら有利な金利での新規の融資や、借り換えの話がくるようになりました。そこでようやくその社長がおっしゃったことの意味がわかったのです。

　本業に真面目に取り組み、実績を上げていれば、向こうからよい話がきて、好循環に入ることができます。

　なお、金融機関とのつきあいに方ついては、継続的につきあいが続く（借りられる）ように心がけることと、１〜２行のみの限定的な取引をせずに、複数の金融機関と広く取引することが大事です。これによって、いざというときに資金繰りの相談をする先が増えますし、トラブルが起きたときのリスクも分散できます。

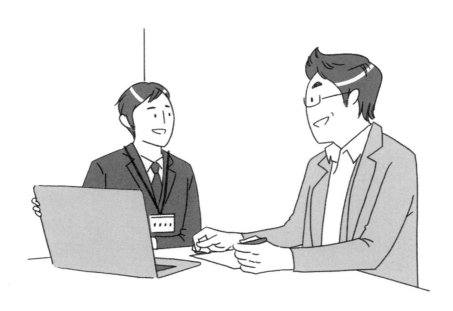

各種業者とはチームを
つくるつもりで関わる

人の紹介で信用できる業者を決める

　訪問看護ステーションを運営していると、実に多くの業者と取り引きが発生することに驚かれると思います。福祉用具のレンタルや販売、食事の宅配、請求業務のシステム、内装工事、住宅改修、人材紹介、自動車販売、コピー機をはじめとするＯＡ機器など、ステーションにとって必要なもののほとんどを業者から購入したり、レンタルしたりすることになります。起業当初に業者を選択する余裕があればよいのですが、たいていの場合、他にも決めないといけないことがたくさんあり、時間がありません。

　弊社では現在、福祉用具なら○○株式会社、食事の宅配なら○○サービスといった具合に固定の業者を決め、その分、経営に集中できる環境を整えました。もちろん、最初からきっちり決めたわけではありません。むしろ、起業当初に取引業者を厳選することほど無駄な時間はないと、今なら思います。というのも、実際に取り引きを始めてみないと、その業者のいい面や悪い面がわからないからです。その業者のサービスや商品がいかによくても、自分のステーションや事業にはマッチしないということもあります。そこで私は、途中から、**信頼できる経営者仲間や先輩社長に業者を紹介してもらうようにしました。**

　ある意味、縁故採用と似たような効果もあり、知人を介した信頼関係のもとで取り引きが始まるので、たいていの場合はスムーズで、思

った以上の効果がありました。それ以来、「この件はこの会社」というように依頼する業者を決め、その部門の専門家に任せることにしています。そのおかげで、自分たちが本来やるべき業務である、新規の営業をかけにいくことなどに専念できるようになりました。弊社の経験から振り返り、業者を選ぶ基準をあげると次の3つが浮かびます。

> **よい業者を選ぶ3つの基準**
> 1. 信頼できること
> 2. 誰かの紹介であること
> 3. 料金が明確であること

1つずつ見てみましょう。

1. 信頼できること

　業者とのやりとりは、ビジネスとはいえ、やはり最終的には"人対人"です。ですから、「この人には安心して任せられるな」と思うかどうかがポイントになります。

　商品やサービスについて説明するだけの人よりも、こちらの要望や話にしっかり耳を傾け、それに応じた提案をしてくれる人がよいでしょう。また、レスポンスの速さも重要です。こちらが質問したことや、依頼した内容について素早く対応し、細かく連絡をくれる人かどうかで取り引きを決めることもあります。なかなか連絡がこないだけでなく、さんざん待たせた上に、こちらの要望とまったく異なる提案をしてくる人もいます。実は、レスポンスの早い遅いが信用に大きく作用するのは、他の業者の対応から学んだことです。レスポンスの遅さへの不満から信用を落としている業者の様子を見て、これを反面教師としなければならないと思い、弊社は必ず素早く対応し、利用者への報告を徹底することを心がけるようにしています。

２．誰かの紹介であること

　人の紹介による信頼関係のメリットは前述した通りですが、起業当初は特に大事だと思います。立ち上げの際は有象無象のいろいろな業者が営業に来ると思います。その中から、ある程度きちんとした業者を選別できるだけでも大きなメリットがあります。人の紹介で訪ねてきた業者は、紹介してくれた人の手前、「悪いようにはできない」という心理が働くので、丁寧に対応してもらえることが多いです。

　ただし、紹介であっても自社の利益しか考えていない人も少なからずいるので、手放しでお任せしてしまうのは危険です。ひどい場合は、相手からむしり取るような営業をしていく人もいます。経営者として、人を見極める能力は少しずつ養っていったほうがよいでしょう。

３．料金が明確であること

　単価が決まっていない業者の場合、こちらの懐具合を見ながら交渉してくる場合があります。こちらに資金的な余裕がある場合はそれでもいいのですが、起業当初は入金が３カ月近く先であることも考えると、支出はできるだけ抑えなくてはいけません。少しの気の緩みでもあっという間にお金が消えていってしまうからです。

「いくらまでなら出せる」ということを常に頭において、その上で業者との交渉に臨むようにしましょう。

　起業して何年かたったとき、身の回りにチームとして動いてくれる業者がどれくらいいるかによって、自社のサービスの力にも大きな影響が出てきます。**大事なのは、「自分のほうから与えることを心がける」ことです。経営に専念しつつ、ふだんから業者に対して協力できることがあれば、労を惜しまずに率先して対応していると、反対に自分が困ったときに、手助けしてもらえる関係が築けます。**

事業がつまずいたときには
閉所や撤退も検討する

自分なりの基準を決めてシビアに判断する

　せっかく苦労してオープンした施設を閉める"閉所"や"撤退"は、経営者としてはあまり考えたくないことです。しかし、入ってくるお金よりも出ていくお金が上回る赤字状態が続けば、いずれ会社が立ち行かなくなってしまいます。会社が倒産すれば、従業員を解雇しなくてはなりませんし、利用者やご家族はもちろん、取り引きのあるさまざまな業者にも大変な迷惑がかかります。

　ですから、**最後まで無理をして"バンザイ"するのではなく、決断するための判断基準を定めておく必要があります**。閉所と撤退は、施設を閉じるという意味では似ていますが、厳密には違いがあります。ここではそれぞれ分けて考えてみたいと思います。

閉所は人員確保の可能性で判断

　閉所するケースで最も多いのは、人員基準を満たせなくなることです。本書でも何度か出てきましたが、「常勤換算で2.5人の看護師」がいなくては、ステーションの運営はできません。

　たいていの場合、起業当初は人員ギリギリで運営していることが多いので、1人退職するだけでも基準が危うくなります。余剰人員を確保するのはとても難しいことですが、看護師が継続して働き続けられ

る環境にするためにも、人員基準に余裕を持たせるためにも、取り組むべき課題です。

　なお、どうしても人員基準が満たせなくなった場合、保険者である市区町村に相談して対処することになります。例えば1カ月後に新たな看護師が入社することが決まっていれば、一時的に閉所を選ぶことも可能です。ただし、閉所の間の従業員の雇用の問題もありますから、長期間閉所にするわけにはいきません。一時的な閉所はあくまで見通しが立っていることが前提条件となります。

撤退は新規獲得の可能性の有無で判断

　世の中には、営業を続けているのに"1年以上赤字"というステーションもあります。現金さえあれば赤字でも事業は継続できるので、他のステーションや事業の利益をつぎ込んでやりくりしていると思われます。しかし、この場合、どこかで撤退するか、売上のテコ入れをするかしないと、赤字の垂れ流しです。

　ちなみに、**私の場合は1年間赤字が続くようなら、即座に撤退を決めます。**

　赤字の原因は、そもそも収入と支出のバランスが悪いためです。改善するには支出を抑えるか、収入を増やすしか方法はありません。まずは抑えられる支出がないかどうか、経費関係を見直すことが先決です。それと同時に、新規の利用者を増やすための営業活動を継続させます。「なかなか新規が来ないなぁ」と待っていても、新規の利用者は来ません。ケアマネジャーさんのもとを訪ねたり、地域の訪問医のもとを訪ねるなどし、「ここに訪問看護ステーションがありますよ」ということをまず知ってもらわないといけません。

　しっかりと種まきをして、多くの関係者に認知してもらったのにもかかわらず、それでも赤字が続くようであれば、撤退を決断するしかありません。

訪問看護ステーションが成功する秘訣

はまリハは弱者戦略で
一気に市場を獲得

弱者戦略で一気に市場を取る

　弊社では、起業当初はランチェスター戦略を意識し、「一点集中主義」を取ってきました。ランチェスター戦略とは、別名ランチェスターの法則とも呼ばれ、イギリスのエンジニア、フレデリック・ランチェスターが発表した、戦闘における戦闘員の減少度合いを数理モデルに基づいて記述した法則です。日本では経営戦略としても応用され、営業で他社に勝つためにはどういった方法を取るべきか、人員の多い組織（強者）と、少ない組織（弱者）、それぞれが取るべき戦略について研究されてきました。強者と弱者とでは前提条件や持っている人員や装備がそもそも違いますから、同じように戦っては弱者に勝ち目はありません。弱者が強者に勝つためには、持っている資源を最大限活用し、相手よりも優れた武器（サービス）で、相手の隙（ニッチな市場）を狙って一気に勝負するしかありません。

　そこで、**起業当初は、事務所から半径３キロという商圏の中でナンバーワンステーションを目指すべく、営業資源を集中投下しました。**

　まず依頼が来る発注先として見込みやすいケアマネジャーの事務所に集中的に営業をかけました。と同時に、武器を磨くべく、利用者やご家族に満足していただけるサービスの質を追求したのです。

　起業当初に私が取り組んだのは、「一点集中」「差別化」「ナンバーワン」の３つでした。人員も少なく、資金なども限られている状態で

は、これが最も有効だと思っています。

弊社の場合の弱者戦略

「一点集中」

事務所から半径3キロ圏内を商圏とし、集中して営業しました。

「差別化」

リハビリに強い訪問看護ステーションをつくり、他社との差別化が図れるように意図しました。ステーションに、理学療法士、作業療法士、言語聴覚士というリハビリ専門の3職種のスタッフがいることをアピールし、利用者に対して、全身のリハビリが可能であることをセールスポイントにしました。

「ナンバーワン」

横浜市緑区にある訪問看護ステーションの中で、リハビリを受ける利用者数ナンバーワンを目指すという目標を掲げました。

事業所概要

緑事業所：横浜市緑区十日市場町

・はまリハ看護リハビリステーション緑
・はまリハDayスタジオ緑

港北事業所：横浜市港北区

・はまリハケアプランセンター港北
・はまリハ訪問看護リハビリステーション港北

青葉事業所：横浜市青葉区

・はまリハ訪問看護リハビリステーション青葉
・はまリハDayスタジオ青葉
・はまリハ痛み改善サロン

瀬谷事業所：横浜市瀬谷区瀬谷

・はまリハ訪問看護リハビリステーション瀬谷

旭事業所：横浜市旭区若葉台

・はまリハ訪問看護リハビリステーション若葉台

・放課後等デイサービスはまリハきっず若葉台

・はまリハケアプランセンター若葉台

栃木事業所：栃木県栃木市大平

・はまリハDayスタジオ大平

・はまリハケアプランセンター大平

以上、計6事業所（2021年4月現在）

｜ 株式会社はまリハ　会社年表 ｜

2014年12月	株式会社はまリハ　設立
2015年4月	はまリハ看護リハビリステーション緑　開所
2017年3月	はまリハケアプランセンター港北　開所 はまリハ訪問看護リハビリステーション港北　開所
2017年10月	はまリハ訪問看護リハビリステーション青葉　開所 はまリハDayスタジオ青葉　開所
2018年4月	はまリハDayスタジオ緑　開所
2018年10月	はまリハ訪問看護リハビリステーション瀬谷　開所
2020年4月	はまリハ訪問看護リハビリステーション若葉台　開所 放課後等デイサービスはまリハきっず若葉台（重症心身障害児専門）　開所
2021年3月	はまリハDayスタジオ大平　開所 はまリハケアプランセンター大平　開所
2021年4月	はまリハ痛み改善サロン　開所 はまリハケアプランセンター若葉台　開所

長期的に利用してもらう ための取り組み

最期まで楽しく生きるためのお手伝いを

　弊社では、「人生の最期まで生き生きと、その人らしく過ごせる」ように、利用者さんやご家族の生活状況、ニーズなどを聞きながら、それぞれに合ったプログラムを日々提供しています。利用者ご本人やご家族も気づいていないニーズや思いをくみ取って、看護や介護の方法などを逆提案することもあります。特に心がけているのは、利用者さんご本人が看護や介護に満足し、日々の生活に生きがいを感じていただくことです。

　福祉には「ゆりかごから墓場まで」という言葉がありますが、弊社でも子どもから大人まで、人生のステージに応じて、障害の有無を問わずに利用できる訪問看護・介護サービスの提供を目指して、日々ヒアリングを進めているところです。

　リハビリには、期限を決めて卒業を目指すという考え方があります。回復の目標もなしに、ただ漫然とリハビリを続けることはよくありませんが、一方で、人生の最期まで少しでも回復することを目指してリハビリを続けるという考えもあっていいと私は思っています。

　利用者さん一人ひとり、ご家族それぞれに考え方が違って当たり前ですから、私たちは常に寄り添い、その思いに耳を傾けながら、最期まで伴走させていただくつもりであることを、スタッフとも常に共有しています。

イベントなども企画して利用者の皆さんに一体感を

　また、はまリハでは事業所で定期的にイベントを開催して、利用者のみなさんに外出する楽しみや、みんなで集まることで得られる一体感を体感していただくことに気を配っています。

　例えば、プロの歌手と生のバンドをお招きして、高齢の利用者の方たちが青春時代を過ごした頃の昔懐かしい曲を一緒に歌う「歌声喫茶」は毎回非常に好評で、心待ちにしておられる利用者も多いです。中には、近所の友人と一緒に参加してくださる方もおられます。

　他にも、プロのメイクアップアーティストをお呼びして、メイクアップ講座や終活に向けた遺影用の写真撮影なども行い、みんなで楽しめるように工夫しています。

　残念ながら、2020年から2021年にかけては、新型コロナウイルスの感染拡大防止の観点から、さまざまなイベントや集まりができなくなってしまっています。しかし、そんな中でも、知恵を絞って楽しめるものを提供していきたいと思っています。

サービス向上のために
利用者のことを考える

医療を提供することもサービス業である

　私たちは、訪問看護ステーションをサービス業だと考えています。利用者のご自宅を訪問し、看護というサービスを提供しているのです。しかし、病院での業務に慣れた看護師やリハビリスタッフが弊社で働き始めると、たいてい最初は戸惑います。

　病院で働いていると、患者が病院に通院、あるいは入院しにくるため、病院側がホーム、患者側がアウェーという関係になりやすいといえます。一方、訪問看護ではホームとアウェーが逆転します。病院で通用していたルールはほとんど通用せず、ホームである患者の自宅で通用しているルールに、私たちが合わせていかねばなりません。

　利用者の希望やルールを尊重するというのは、サービス業ではふつうの感覚ですが、医療機関での経験が長い人ほど、違和感を感じやすいようです。医療従事者はサービスを提供しているという意識が薄く、専門家として一段上から「処置する」という態度になってしまうことがよくあります。中には、医療のプロであるという地位やプライドを必要以上に誇示しようとするスタッフもいるくらいです。

　「郷に入っては郷に従う」という言葉があります。病院などの医療機関で働いていたときの〝郷〟と、今、訪問看護ステーションのスタッフとして目の前の患者の自宅という〝郷〟とでは、従うべきルールや方法も変わってしかるべきです。

相手の生活環境を受け入れ、サービス業のプロとして、こちらがきっちり適応していく心構えが必要です。そのため弊社では、入社するとまず、この仕事がサービス業であることを確実に理解してもらうよう、「接遇」に関するスキルの習得を徹底して行っています。

　インターホンを押し、きちんと挨拶をしたら、玄関で靴を揃えて入る。洗面所をお借りして手洗いをし、体温や血圧といったバイタルを測る……。こういったことは、訪問看護師としては当たり前の流れですが、スタッフによって作業の丁寧な人と雑な人、いろいろいますので、まずは基本の礼節や接遇を覚えていただくことが大切です。

　なぜかといえば、高度な看護内容よりも、こういった基本的なことのほうが、利用者やご家族の目に止まりやすく、この人に体を預けてよいかどうかの判断材料にされることが多いからです。

　医療従事者としてよりもまず先に、１人の人間として信頼を得られるかどうかが、その後のサービスをスムーズに進められるかどうかに関わります。ひいては、看護師の言葉や処置、リハビリの効果などにも大きく影響します。

　そのため、弊社では人との関わり方や、行動がふだんから自然にできるよう、教育プログラムを作成しています。入社時から徹底的に繰り返して、スタッフ間のサービスの均一化や、さらなるサービスの向上を図っています。

スタッフ定着のために
仕組みをつくる

報酬と働きやすい仕組みづくりで定着率アップ

　訪問看護ステーションの運営にとって、スタッフの定着は大きな問題であり課題です。これはどの会社でも重要な関心事だと思いますが、訪問看護ステーションの場合、「看護師が常勤換算2.5人」という人員基準が法律で定められているため、看護師の定着は重要です。

　全国的にも、多くの訪問看護ステーションが"人員基準を満たせなくなった"ことによって閉所になっています。看護師が常に3名以上継続して勤務していないと運営そのものが止まってしまうわけですから、仮に看護師3名で回しているようなステーションでは、1人辞めるだけで立ち行かなくなってしまいます。

　一方、看護師にしてみれば、現在は売り手市場まっただ中であり、就職先は引く手数多です。今の職場が働きにくければ転職を検討し、すぐに新しい職場が決まるため、辞めることに抵抗感の薄い人も少なくありません。そのため、採用した看護師に、いかに長く働いてもらえるかが、事業の安定と継続の基本となります。

　そこで弊社では、子どもができても離職せずにすむように託児所を併設したり、時短勤務についても、働ける時間に合わせて細かいプランを設定したり、有給の前借りや時間単位での使用を可能にするなど、弊社で働くことが、自分のライフスタイルにとってメリットがあると感じてもらえるような施策を打っています。

はまリハが行っている定着率アップのための施策

・子育てママが働けるように託児所併設

・時短勤務歓迎

・週休3日で社会保険加入可能

・有給の前借り制度

・有給の時間単位使用可能

　また、リハビリを担当する職員については、病院勤務では年収400万円台が多い中、訪問看護ステーションで働くことによって、年収500万〜600万円台も可能な給与システムを採用しています。

　これはインセンティブ、いわゆる歩合制によって、訪問の件数を増やすことで給料がアップする仕組みになっているためです。

　ただし、給与面だけでは長く働いてもらうことは難しいため、管理職コースを設け、現場の仕事だけでなく、社員教育や会社経営に関わる仕事など、スタッフのキャリアアップにつながる仕組みも用意しています。

信頼される会社づくりが
優秀な人材を集める

介護業界のネットワークが人材確保の鍵

「優秀な人材に来てほしい」

　経営者なら誰でも一度は思うことです。

　前述したように、私は最初の頃、「来る者拒まず、去る者は追わず」のスタンスを貫き、入社を希望する人なら、どんな人でもほぼ100％採用していました。他の会社や施設では続かない人でも、はまリハなら輝いて働ける、そんな場所にしたいと意気込んでいたのです。

　しかし、そんな私の思惑通りにことは進みませんでした。

　彼らの多くは、はまリハの理念や働き方に共感して入社したわけではなく、ただある1つの働き口として来ただけであり、はまリハが大事にしていることにはまったく興味がなかったのです。

　結果的に、彼らが入社したことで、ステーション内が混乱し、以前からいたスタッフが疲弊するという悪循環になってしまいました。そんなことを何度か経験した結果、入社時に必ず弊社のビジョンに共感してもらえるかどうか、周りのスタッフと助け合える関係が築けるかどうかを確認し、その基準で採用することにしました。

　起業当初は、スタッフの募集をしてもなかなか人材が集まりませんでした。しかし、私にとって1つだけラッキーだったのは、前職が病院勤務で、看護師やリハビリ職のスタッフとのつながりがあったことです。事業を開始してから、人づての紹介で入社してくださる人が数

多くいました。これは本当に恵まれていたと思います。

　起業して３年目くらいになると、少しずつ求人の掲載に応募してくる人も増えてきました。弊社が安定するには、規模の拡大しかないと経営の覚悟を決めてからは、ランチェスター戦略による地元のリハビリ利用者数ナンバーワンや、満足度のアップなどの施策が功を奏し、地元での知名度が向上。それにともなって応募者数も増加し、ようやく採用の段階で、満足のいく人材に出会えるようになりました。

　優秀な人材を採用するとっておきの方法があります。

　それは、介護業界のネットワークの中で、信頼できる人を見つけ、その人から信頼できるスタッフを紹介してもらうことです。

　弊社の過去の経緯を振り返ってみても、そういった人から紹介してもらったスタッフは飛び抜けて優秀な人が多かったです。また、他の事業所で働いていた知識と経験があるだけでなく、実践で教育を受けているために、彼らの知識や経験、態度が他のスタッフにもいい影響を与えていくという、うれしい効果もありました。

　彼らの入社が会社の成長を後押ししてくれたといっても過言ではないと思います。経営者によっては、他社からの転職組と生え抜きのスタッフとで区別や差別をする人もいるようですが、私は、他の会社を知っているからこそ、自分の会社の問題点を明確にしてくれ、さらに成長できるきっかけをくれる、会社のために欠かせない存在だと思っています。

著者略歴

臼居 優（うすい ゆう）

神奈川県横浜市出身。國學院大學経済学部卒業後、介護とリハビリの仕事を志し了徳寺大学（旧・両国リハビリテーション専門学校）に入学。ホームヘルパーの仕事をしながら通学し、理学療法士の資格を取得して同校を卒業。29歳のときに白血病を発症し、闘病生活を送る。1年間の抗ガン剤治療により完治し社会復帰を遂げる。「生活リハビリ専門」の理学療法士として活躍後、35歳のときに起業し、横浜市内に訪問看護リハビリステーションの「はまリハ」をオープンさせ、その後、訪問看護、デイサービス、放課後等デイサービスの運営といった分野にも事業領域が拡大している。理学療法士、ケアマネジャー（介護支援専門員）の資格を保有。株式会社はまリハ代表取締役。著作に『マンガでわかる 究極の痛み消し ゆっくり呼吸＆ダラッとストレッチ』（翔泳社）がある。

はまリハ ホームページ　https://hama-reha.co.jp/

＜読者特典ダウンロード＞
本書で紹介している書類を以下からダウンロードできます。ご活用ください。

https://hama-reha.co.jp/special/book1tokuten/

儲かる！ 訪問看護ステーション 成功マニュアル

2021年6月16日　第1版発行

著　者	臼居 優
発行人	唐津 隆
発行所	株式会社ビジネス社

〒162-0805　東京都新宿区矢来町114番地　神楽坂高橋ビル5階
電話　03(5227)1602（代表）
FAX　03(5227)1603
http://www.business-sha.co.jp

印刷・製本　株式会社光邦
カバーデザイン　谷元将泰
本文デザイン・組版　茂呂田剛（エムアンドケイ）
イラスト　森海里
制作協力　方喰正彰（Imagination Creative）
　　　　　小林 渡（AISA）
　　　　　村田泰子
営業担当　山口健志
編集担当　山浦秀紀

老人ホームの裏の裏まで知り尽くす第一人者が明かす、驚愕の実態！

もはや老人はいらない！

小嶋勝利

かつてないほど老人が増え、高齢化が進む日本。

しかし、実際には、長生きを望む老人も、長生きさせようとする医療も介護も、以前のようには存在していない！

小嶋勝利
Kojima Katsutoshi

もはや老人は
いらない！

長生きが
喜ばれない
介護社会の
大問題

コロナより怖い、
老人抹殺社会の現実がここに！

老人ホームの裏の裏まで知り尽くす第一人者が明かす驚愕の実態！
日本は恐ろしい国になってしまった！

ビジネス社

定価　本体1,650円（本体1,500円＋10％税）
ISBN978-4-8284-2201-5

高齢化が進み、日本は老人だらけの国になってしまう、とされています。「しかし、本当にそうなるのだろうか」と、老人ホームの実態に通暁する著者は、疑問を投げかけます。老人が追い詰められ、命を粗末にされている現場を嫌というほど目撃してきたからです。"無理な延命はしない"というのが現在の「国策」です。はたして、あなたは望むような老後が送れるのか──。日本は恐ろしい国になってしまった、と思わせるに充分な衝撃の一冊！